アトピー性皮膚炎診療ガイドライン 2024準拠

小児のためのアトピー性皮膚炎の予防と治療の手引き

～小児アトピー性皮膚炎治療・管理ガイドライン2024～

Japanese guidance for the prevention and treatment
of pediatric atopic dermatitis

監　　修　　大矢幸弘/佐伯秀久/吉原重美/成田雅美
作　　成　　日本小児皮膚科学会/一般社団法人日本小児アレルギー学会
編集協力　　公益社団法人日本皮膚科学会/一般社団法人日本アレルギー学会

協和企画

はじめに

　この『小児のためのアトピー性皮膚炎の予防と治療の手引き』は、日本小児皮膚科学会と一般社団法人日本小児アレルギー学会の合同の委員会が作成したもので、公益社団法人日本皮膚科学会と一般社団法人日本アレルギー学会が合同で作成した「アトピー性皮膚炎診療ガイドライン2024」（以下、ADGL2024と略）に準拠し、副題を「小児アトピー性皮膚炎治療・管理ガイドライン2024」（以下、PADGL2024と略）としている。

　ADGL2024は小児から成人まで全年齢のアトピー性皮膚炎をカバーするもので、約100ページに及ぶ詳細な記述がなされたガイドラインであり、アトピー性皮膚炎を専門の1つとする医師にとっては必須の内容が網羅されている。一方で、小児のアトピー性皮膚炎は、乳児期早期からの発症が多く、アトピー性皮膚炎の診療を専門としないプライマリ・ケア医が初診を担当することが圧倒的に多い。数多くの領域の疾患をカバーする総合医である小児のプライマリ・ケア医にとっては、膨大な量のADGL2024を読み込んで診療するのは負担が大きすぎるため、若手の医師たちが根拠の不確かなマニュアル本を参考に診療している実態が日本小児アレルギー学会の理事会で報告され、ADGLに準拠した内容の手引書の必要性が認識された。さらに近年、アトピー性皮膚炎治療に関しては新薬の発売が相次いでいること、小児アトピー性皮膚炎は発症初期の早期診断・早期治療の重要性が認識されるようになってきたことなどから、プライマリ・ケア現場での診療に使いやすい手引書を日本小児皮膚科学会と日本小児アレルギー学会が合同で作成することになった。

　項目によってはADGL2024とほぼ同じ内容の箇所もあるが、小児のプライマリ・ケア現場での使用を考慮し、よりわかりやすく使いやすい内容にすることを意識して作成された。そのため、ADGL2024にしか記載されていない内容もあるが、プライマリ・ケアで求められる予防的な指導や早期診断、乳児期の重症患者のリスクや合併症など、小児の診療に独自の視点が必要な項目に関してはADGL2024よりも詳細な記述がなされている。また、CQ（clinical question）に関しては、小児を対象とした外用新薬と全身治療新薬のシステマティックレビューを独自に行った。

　なお、ADGL2024に記された医療行為に関する記載は、原則として2023年10月末までのevidence-based medicine（EBM）に基づき示されたものであり、本書もこれに準じているが、巻頭の「治療のUP TO DATE」は、2024年8月時点のものとなっている。したがって、本文では生物学的製剤の項でトラロキヌマブが記載されているが、巻頭の「治療のUP TO DATE」では小児に最近保険適用されたレブリキズマブが追記された。

　このように本書は、ADGL2024に準拠した小児のプライマリ・ケア現場で使いやすい手引きとなっており、今後もADGLの改訂に合わせての更新が予定されている。

小児のためのアトピー性皮膚炎の予防と治療の手引き
〜小児アトピー性皮膚炎治療・管理ガイドライン2024〜
監修　大矢幸弘
　　　佐伯秀久
　　　吉原重美
　　　成田雅美

免責事項

　本書は、ADGL2024 と同じく、症例ごとの事情を踏まえて行われる医療行為の内容がここに記載されているものと異なることを阻むものではなく、医療者の経験を否定するものでもない。また逆に、本書に記載されている内容が実施されないことをもって、実際の診療にあたる医師の責任を追訴する根拠に資するものでもない。本書を医事紛争や医療訴訟の資料として用いることは、本来の目的から逸脱するものである。

　保険適用外使用（未承認薬）であっても、国内または海外でエビデンスのある治療であれば、本書に記載されている場合がある。本書に記載されている薬剤や治療法が、実地診療において自由に使用可能であるという考えは正しくない。添付文書で禁忌や慎重投与などの記載がある薬剤の使用方法や使用対象についても同様で、本書への記載をもってその制限を免れることはない。個々の薬剤については添付文書などや安全性に関する最新の情報に基づき、対応することが大切である。

利益相反

　各委員が所属する施設の利益相反に関する基準または日本医学会の「COI 管理ガイドライン」[*1] および「診療ガイドライン策定参加資格基準ガイダンス」[*2] に基づき、作成委員が就任時の前年にさかのぼって過去 3 年間分とガイドライン公表までの 1 年ごとの利益相反（conflict of interest：COI）の状況について自己申告を行った。作成委員は、本書の原稿作成、会議参加などに対する報酬を受け取っていない。厚生労働省、日本小児皮膚科学会、日本小児アレルギー学会によるガイドラインの内容に影響を及ぼすような介入はなかった。利益相反の存在がガイドラインの内容へ影響を及ぼすことがないように、すべての推奨決定は各担当ではなく全員投票によるコンセンサスを重視した。

　投票を行う CQ に関連して、規定を超える経済的 COI または学術的 COI、その他の COI を有する委員は、議論に参加可能だが投票を棄権することとし、全く専門外と委員各自が判断した CQ については棄権を選択できることとした。また、委員会が作成した原稿は学会代議員からの意見（パブリック・コメント）を参考にして推敲した。

　以下の項目について、本書の作成委員および一親等内の親族が、アトピー性皮膚炎の診断・治療に関係する企業などから 2021 年 1 月 1 日から 2023 年 12 月 31 日までの間に何らかの報酬を得たかを日本小児アレルギー学会に申告した。1. 役員、顧問報酬、2. 株式の利益、3. 特許権使用料、4. 講演料など、5. 原稿料など、6. 臨床研究費（受託研究費、共同研究費、治験研究費など）、7. 奨学寄付金、8. 企業などの寄付講座、9. 旅費、贈答品などの受領。各委員の COI および投票に参加しなかった CQ の開示に関しては、日本小児アレルギー学会のウェブサイトを参照されたい（https://www.jspaci.jp/about/coi/）。

*1 http://jams.med.or.jp/guideline/coi_guidelines_2020.pdf
*2 http://jams.med.or.jp/guideline/clinical_guidance.pdf

小児のためのアトピー性皮膚炎の予防と治療の手引き
～小児アトピー性皮膚炎治療・管理ガイドライン 2024 ～
委員会構成

監修（統括委員会）

大矢　幸弘	名古屋市立大学大学院医学研究科環境労働衛生学分野
佐伯　秀久	日本医科大学大学院医学研究科皮膚粘膜病態学
吉原　重美	獨協医科大学医学部小児科学
成田　雅美	杏林大学医学部小児科学教室

予防と治療の手引き策定委員会（五十音順）

日本小児アレルギー学会

大矢　幸弘	名古屋市立大学大学院医学研究科環境労働衛生学分野
勝沼　俊雄	東京慈恵会医科大学附属第三病院小児科
手塚純一郎	福岡市立こども病院アレルギー・呼吸器科
成田　雅美	杏林大学医学部小児科学教室
二村　昌樹	国立病院機構名古屋医療センター小児科
三浦　克志	宮城県立こども病院アレルギー科
山本貴和子	国立成育医療研究センターアレルギーセンター・総合アレルギー科・行動機能評価支援室
吉原　重美	獨協医科大学医学部小児科学

日本小児皮膚科学会

井川　健	獨協医科大学医学部皮膚科学講座
加藤　則人	京都府立医科大学北部キャンパス
佐伯　秀久	日本医科大学大学院医学研究科皮膚粘膜病態学
田中　暁生	広島大学大学院医系科学研究科皮膚科学
常深祐一郎	埼玉医科大学皮膚科
中原　剛士	九州大学大学院医学研究院皮膚科学分野
吉田　和恵	国立成育医療研究センター小児外科系専門診療部皮膚科

外部評価委員

中山　健夫	京都大学大学院医学研究科社会健康医学系専攻健康情報学分野
佐々木八十子	公立大学法人静岡社会健康医学大学院大学

外部委員

尾針　祐子	トータルアレルギープロジェクト
園部まり子	特定非営利活動法人アレルギーを考える母の会
田野　成美	大阪狭山食物アレルギー・アトピーサークル『Smile Smile』
森尾　友宏	東京医科歯科大学大学院医歯学総合研究科発生発達病態学分野

執筆協力者

川口明日香	医療法人社団IKC万願寺こどもクリニック
夏目　統	浜松医科大学小児科
藤田　雄治	獨協医科大学医学部小児科学
堀野　智史	宮城県立こども病院アレルギー科
森田久美子	東京都立病院機構東京都立小児総合医療センターアレルギー科
山下　基	理化学研究所生命医科学研究センター免疫転写制御研究チーム

SRチーム

委員

二村　昌樹	国立病院機構名古屋医療センター小児科
山本貴和子	国立成育医療研究センターアレルギーセンター・総合アレルギー科・行動機能評価支援室
川本　典生	岐阜大学大学院医学系研究科小児科学／岐阜大学医学部附属病院アレルギーセンター

メンバー

有馬　智之	国立病院機構三重病院小児科
岡田　祐樹	昭和大学医学部小児科学講座
竹内　治子	宮本内科小児科
野上　和剛	札幌医科大学医学部小児科学講座
宮本　学	獨協医科大学医学部小児科学
村井　宏生	みたき総合病院／福井大学小児科
安冨　素子	福井大学医学部附属病院小児科
山本　健	千葉大学医学部附属病院小児科
吉川　知伸	ひろしまこどもクリニック

目　次

はじめに ……………………………………………………………………………………… iii

治療のUP TO DATE

本邦で小児アトピー性皮膚炎に保険適用のある低分子化合物の比較 ………… x

本邦で小児アトピー性皮膚炎に保険適用のある生物学的製剤の比較 ………… xi

Ⅰ 総論　定義・診断基準

1. 診療のすすめ方 …………………………………………………………………… 2
　① 診断・治療のアルゴリズム ………………………………………………… 2
　② 寛解導入療法 ………………………………………………………………… 2
　③ プロアクティブ療法とリアクティブ療法 ………………………………… 2
　④ 外用療法の適正化と中等症以上への対応 ………………………………… 5
　⑤ 薬物による炎症制御の重要性 ……………………………………………… 5

2. 定義・診断基準 …………………………………………………………………… 6
　① 定義 …………………………………………………………………………… 6
　② 診断基準 ……………………………………………………………………… 6

Ⅱ 病態生理　疫学・特徴

1. 病態生理と年齢別皮疹の特徴 ………………………………………………… 10
　① 病態生理 ……………………………………………………………………… 10
　② 年齢別皮疹の特徴 …………………………………………………………… 12
　③ 皮疹の性状 …………………………………………………………………… 14

2. 小児の疫学 ………………………………………………………………………… 15
　① 小児期から思春期の有症率 ………………………………………………… 15
　② 有症率の年次変化 …………………………………………………………… 16
　③ 予後 …………………………………………………………………………… 16

3. 小児の皮膚の特徴 ……………………………………………………………… 19
　① 小児の皮膚バリア機能 ……………………………………………………… 19
　② 小児の皮膚の成熟による変化 ……………………………………………… 20

Ⅲ 鑑別診断　重症度評価

1. 鑑別診断 24
① 皮膚炎・皮膚炎症性疾患 24
② 感染症に伴う皮膚炎 26
③ 角質形成・剥離異常による先天性アトピー性皮膚炎と類縁疾患 26
④ 先天性免疫異常症に伴うアトピー性皮膚炎 26
⑤ 栄養障害に伴う皮膚炎 27

2. 医師による症状の評価 29
① 重症度評価法 29
② 全体の重症度評価 29
③ 個々の皮疹の重症度評価 32

3. 患者や家族による症状の評価 33
① 皮膚症状、QoL の評価法：POEM、PO-SCORAD、RECAP、ADCT ... 33
② 痒みの評価法：VAS、NRS、VRS 33

4. 患児と家族のQoL 37
① QPCAD、QP9、CDLQI、IDQOL、DFI 37
② QoL 評価質問票使用にあたって 42

5. バイオマーカー 43
① 血清 TARC 値 43
② 血清 SCCA2 値 43
③ 血清総 IgE 値 44
④ 血清特異的 IgE 値 45
⑤ 血清 LD（LDH）値 45
⑥ 末梢血好酸球数 45

Ⅳ 薬物療法

1. ステロイド外用薬 48
① ステロイド外用薬の強さと選択 48
② ステロイド外用薬の使用法 49
③ ステロイド外用療法の留意点 50
④ ステロイド外用薬の副作用 51
⑤ ステロイド外用薬に対する不安への対処 52

2. プロアクティブ療法 ··········· 54
① プロアクティブ療法における寛解維持 ··········· 54
② プロアクティブ療法の注意点 ··········· 55

3. ステロイド外用薬以外の抗炎症外用薬 ··········· 56
① 薬剤の作用機序と効果、用法用量、注意点など ··········· 56
② 外用療法における位置付け ··········· 59

4. 生物学的製剤 ··········· 61
① デュピルマブ ··········· 61
② ネモリズマブ ··········· 62
③ トラロキヌマブ ··········· 63

5. 経口JAK阻害薬 ··········· 67
① バリシチニブ ··········· 67
② ウパダシチニブ ··········· 67
③ アブロシチニブ ··········· 68

6. 抗ヒスタミン薬、漢方薬 ··········· 70
① 抗ヒスタミン薬 ··········· 70
② 漢方薬 ··········· 73

Ⅴ スキンケア　その他の療法

1. 保湿剤とスキンケア ··········· 76
① 表皮バリア機能と保湿剤 ··········· 76
② 保湿剤の成分と用語について ··········· 76
③ 保湿剤・外用薬の形状 ··········· 77
④ 保湿剤の使い方・選び方 ··········· 77
⑤ 皮膚の洗浄と入浴 ··········· 78

2. 非薬物療法（悪化因子対策） ··········· 81
① ダニ抗原 ··········· 81
② 花粉抗原 ··········· 82
③ ペット抗原 ··········· 83
④ 食物 ··········· 83
⑤ その他 ··········· 84

3. 行動療法 ··········· 86
① ストレスとアトピー性皮膚炎 ··········· 86
② 掻破行動の習慣化と克服 ··········· 87

4. 非標準治療 90
① 温泉療法 90
② 海水浴療法 90
③ 水素水療法 90
④ アルカリイオン水療法 91
⑤ 強酸性水療法 91
⑥ イソジン療法 91
⑦ ホメオパシー 91

Ⅵ 合併症　小児患者への留意事項

1. 合併症への留意と対応 94
① 眼疾患 94
② 感染症 94
③ 成長障害 95

2. アレルギーマーチと経皮感作 97
① アレルギーマーチとアトピー性皮膚炎 97
② アトピー性皮膚炎における経皮感作 98
③ 経皮感作のメカニズム 98
④ アレルギーマーチの進展予防の可能性 100
⑤ アレルギーマーチの多様性 100

3. 発症予防に関するエビデンス 103
① 保湿剤外用 103
② 腸内細菌叢 104
③ ビタミンD・日光照射 104
④ アレルゲンの除去と摂取 105
⑤ その他 105
⑥ まとめ 105

Ⅶ クリニカルクエスチョンと推奨

CQ1：小児のアトピー性皮膚炎に対して、外用分子標的薬による治療は推奨できるか？ 111

CQ2：小児のアトピー性皮膚炎に対して、全身性分子標的薬（生物学的製剤および低分子化合物）による治療は推奨できるか？ 112

索引 113

治療の UP TO DATE

本邦で小児アトピー性皮膚炎に保険適用のある低分子化合物の比較（2024 年 8 月現在）

	バリシチニブ	ウパダシチニブ	アブロシチニブ
作用機序	JAK阻害薬 (JAK1,2)	JAK阻害薬 (JAK1)	JAK阻害薬 (JAK1)
適応年齢	2歳以上	12歳以上 (体重30kg以上)	12歳以上
投与方法	経口 錠剤（粉砕不可）	経口 錠剤（粉砕不可）	経口 錠剤（粉砕不可）
用法・用量	・30kg未満の小児： 　2mg1日1回経口投与 　状態に応じて1mgに減量 ・30kg以上の小児および成人： 　4mg1日1回経口投与 　状態に応じて2mgに減量	・12歳以上の小児： 　15mg1日1回経口投与 ・成人： 　15mg1日1回経口投与 　状態に応じて30mg1日1回投 　与可	1回100mgを1日1回経口投与 状態に応じて1回200mgを1日 1回投与可
他適応疾患	関節リウマチ（成人） 多関節に活動性を有する若年 性特発性関節炎（2歳以上） 円形脱毛症（成人） SARS-CoV-2による肺炎 （成人）	関節リウマチ（成人） 乾癬性関節炎（成人） X線基準を満たさない 　体軸性脊椎関節炎（成人） 強直性脊椎炎（成人） 潰瘍性大腸炎（成人） クローン病（成人）	なし
EASI-75 達成率 （16 週時）	国際共同第Ⅲ相試験[1] （2歳以上、18歳未満）： vIGA-AD 0/1達成率 ・2歳以上10歳未満、2mg群： 　37.5%（有意差なし） ・10歳以上18歳未満 　4mg群：43.2% 　※体重や年齢別のEASI-75は 　　評価されておらずvIGA- 　　AD 0/1を記載	国際共同第Ⅲ相試験[2] （12歳以上、成人含む）： ・15mg群：64.3%	国際共同第Ⅲ相試験[4] （12歳以上、成人含む）： ・100mg群　56.4% ・200mg群　72.3% 　※12週時
EASI-75 達成率 （52 週時）	報告なし	国際共同第Ⅲ相試験[3] （12歳以上、成人含む）： ・15mg群：50.8%	国際共同第Ⅲ相試験[4] （12歳以上、成人含む）： ・100mg群　66.8% ・200mg群　81.7% 　※48週時
瘙痒 （16 週時）	国際共同第Ⅲ相試験[1] （2歳以上、18歳未満）： 瘙痒NRSがベースラインより 4点以上改善 （10歳以上18歳未満） ・4mg群：35.5%	国際共同第Ⅲ相試験[2] （12歳以上、成人含む）： 瘙痒NRSがベースラインより 4点以上改善 ・15mg群：51.4%	国際共同第Ⅲ相試験[4] （12歳以上、成人含む）： 瘙痒NRSがベースラインより 4点以上改善 ・100mg群　50.2% ・200mg群　63.7% 　※12週時
瘙痒 （52 週時）	報告なし	国際共同第Ⅲ相試験[3] （12歳以上、成人含む）： 瘙痒NRSがベースラインより 4点以上改善 ・15mg群：45.3%	国際共同第Ⅲ相試験[4] （12歳以上、成人含む）： 瘙痒NRSがベースラインより 4点以上改善 ・100mg群　51.1% ・200mg群　67.9% 　※48週時
注意すべき 副作用	感染症（特にヘルペス感染症）	感染症（特にヘルペス感染症） ざ瘡	感染症（特にヘルペス感染症） ざ瘡

1. Torrelo A, et al. Br J Dermatol. 2023; 189: 23-32. doi: 10.1093/bjd/ljad096.
2. Kristian Reich, et al. Lancet. 2021; 397: 2169-2181. doi: 10.1016/S0140-6736(21)00589-4.
3. Silverberg JI, et al. J Allergy Clin Immunol. 2022; 149: 977-987.e14. doi: 10.1016/j.jaci.2021.07.036.
4. Reich K, et al. J Eur Acad Dermatol Venereol. 2023; 37: 2056-2066. doi: 10.1111/jdv.19280.

治療の UP TO DATE

本邦で小児アトピー性皮膚炎に保険適用のある生物学的製剤の比較（2024年8月現在）

	デュピルマブ	ネモリズマブ	レブリキズマブ
作用機序	ヒト型抗ヒトIL-4/13受容体モノクローナル抗体	ヒト化抗ヒトIL-31受容体Aモノクローナル抗体	ヒト化抗ヒトIL-13モノクローナル抗体
適応年齢	生後6か月以上	6歳以上	12歳以上（体重40kg以上）
投与方法	皮下注射 在宅自己注射可	皮下注射 在宅自己注射可（13歳以上、成人含む）	皮下注射 在宅自己注射不可
用法・用量	・5kg-15kg の小児： 　1回200mgを4週間に1回投与 ・15kg-30kgの小児： 　1回300mgを4週間に1回投与 ・30kg-60kgの小児： 　初回は1回400mgを投与 　2回目以降は1回200mgを 　2週間1回投与 ・60kg以上の小児および成人： 　初回は1回600mgを投与 　2回目以降は1回300mgを 　2週間に1回投与	・6歳以上13未満： 　1回30mgを4週間に1回投与 ・13歳以上および成人： 　1回60mgを4週間に1回投与	初回および2週目に 1回500mgを投与 4週目以降は1回250mgを 2週間に1回投与 状態に応じて1回250mgを 4週間に1回投与可
他適応疾患	気管支喘息（12歳以上） 結節性痒疹（成人） 特発性の慢性蕁麻疹（12歳以上） 鼻茸を伴う慢性副鼻腔炎（成人）	結節性痒疹（13歳以上）	なし
EASI-75 達成率 （16 週時）	国内第Ⅲ相試験[1] （生後6か月から18歳未満）： 43.3%	国内第Ⅲ相試験[2] （6歳以上13歳未満）： 31.1%（有意差なし） 国内第Ⅲ相試験[3] （13歳以上、成人含む）： 25.9%（有意差なし）	国際共同第Ⅲ相試験[5] （12歳以上、成人含む）： 58.8%
EASI-75 達成率 （52 週時）	国内第Ⅲ相試験[1] （生後6か月から18歳未満）： 62.9%	国内第Ⅲ相試験[4] （13歳以上、成人含む）： 66.4%　　※68週時 6歳以上13歳未満:報告なし	国際共同第Ⅲ相試験[6] （12歳以上、成人含む）： 78.4%
瘙痒 （16 週時）	国内第Ⅲ相試験[1]： 瘙痒NRSのベースラインからの変化率（6歳から12歳未満）： −52.8±27.0%	国内第Ⅲ相試験[2] （6歳以上13歳未満）： 5-level itch scoreがベースラインより−1.3減少 国内第Ⅲ相試験[3] （13歳以上、成人含む）： 瘙痒VAS変化率−42.8%	国際共同第Ⅲ相試験[5] （12歳以上、成人含む）： 瘙痒NRSがベースラインより4点以上改善45.9%
瘙痒 （52 週時）	国内第Ⅲ相試験[1]： 瘙痒NRSのベースラインからの変化率（6歳から12歳未満）： −53.1±32.4% ※32週時	国内第Ⅲ相試験[4] （13歳以上、成人含む）： 瘙痒VAS変化率 −65.9%　　※68週時 6歳以上13歳未満：報告なし	国際共同第Ⅲ相臨床試験[6] （12歳以上、成人含む）： 瘙痒NRSがベースラインより4点以上改善84.6%
注意すべき副作用	注射部位反応 結膜炎	注射部位反応 皮膚症状の悪化	注射部位反応 結膜炎

1. Ebisawa M, et al. Allergol Int. 2024; 73: 532–542.　doi: 10.1016/j.alit.2024.04.006.
2. Igarashi A, et al. Br J Dermatol. 2023; 190: 20–28. doi: 10.1093/bjd/ljad268.
3. Kabashima K, et al. N Engl J Med. 2020; 383: 141–150.　doi:10.1056/NEJMoa1917006.
4. Kabashima K, et al. Br J Dermatol. 2022; 186: 642–651.　doi: 10.1111/bjd.20873.
5. Jonathan I Silverberg, et al. N Engl J Med. 2023; 388: 1080–1091. doi: 10.1056/NEJMoa2206714.
6. Andrew Blauvelt, et al. Br J Dermatol. 2023; 188: 740–748. doi: 10.1093/bjd/ljad022.

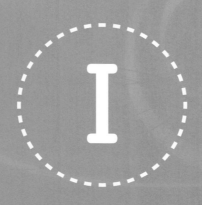

I

総論
定義・診断基準

I　総論　定義・診断基準

1. 診療のすすめ方

① 診断・治療のアルゴリズム（図 I-1）

　最初に必要なことは、アトピー性皮膚炎の確実な診断と重症度評価である。日本皮膚科学会が定めた「アトピー性皮膚炎の定義・診断基準」（表 I-1）に則って診断するが、その際、除外すべき疾患（合併することはある）を確実に鑑別することが必要である。確定診断の後は、「アトピー性皮膚炎重症度のめやす」（表 I-2）などに従って、全体の重症度を評価する。確実な診断と重症度評価では、現病歴、既往歴、家族歴、罹病範囲や重症度の評価（患者および家族の社会的背景も含めて）などが重要となる。

　本書はプライマリ・ケアに従事する医療関係者の立場を重視して作成したため、「アトピー性皮膚炎診療ガイドライン 2024」（ADGL2024）に若干修正を行い、寛解導入や寛解維持に難渋するケースは専門家に紹介するアルゴリズムが加筆されている。

② 寛解導入療法

　アトピー性皮膚炎の治療においては、患者に疾患と治療の目標（ゴール：症状はないか、あっても軽微で、日常生活に支障がなく、薬物療法もあまり必要としない）を説明し、患者と治療の目標を共有することが大切である。その後、薬物療法やスキンケアに関する具体的な説明を患者に行い、適正治療のための患者教育を行う。アトピー性皮膚炎の治療で最も大切なのは、現存する皮膚の炎症と痒みを速やかに抑える「寛解導入療法」であり、そのために抗炎症外用薬であるステロイド外用薬、タクロリムス軟膏（カルシニューリン阻害外用薬）、デルゴシチニブ軟膏〔ヤヌスキナーゼ（janus kinase, JAK）阻害外用薬〕、ジファミラスト軟膏〔フォスフォジエステラーゼ 4（phosphodiesterase 4, PDE4）阻害外用薬〕などを適切に組み合わせて用いる。

③ プロアクティブ療法とリアクティブ療法

　寛解に導入できた場合には、次に寛解を維持することが重要である。炎症の再燃を繰り返しやすい場合には、間隔を空けつつ定期的に抗炎症外用薬を使用することで炎症の再燃を抑

1. 診療のすすめ方

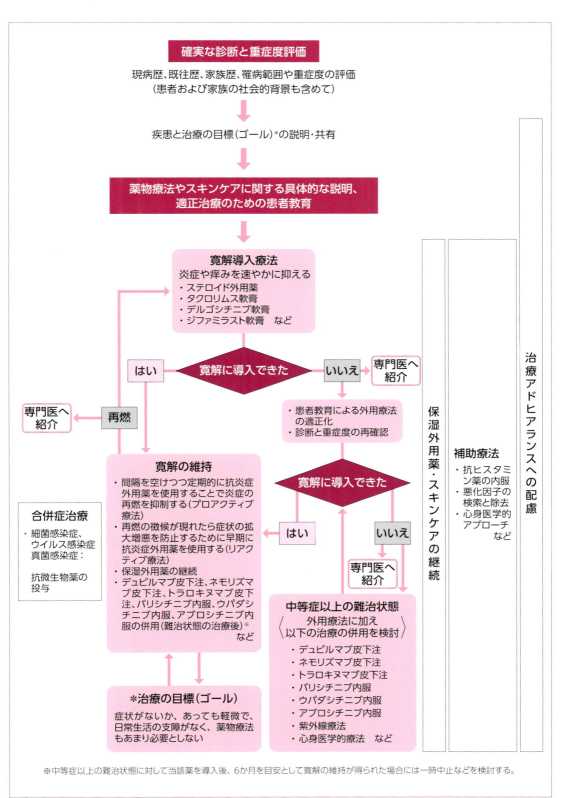

図 I-1　小児アトピー性皮膚炎の診断治療アルゴリズム　　　（文献 1, 2 より引用、加筆）

I　総論　定義・診断基準

表 I -1　アトピー性皮膚炎の定義・診断基準（日本皮膚科学会）

アトピー性皮膚炎の定義（概念）
アトピー性皮膚炎は、増悪・軽快を繰り返す、瘙痒のある湿疹を主病変とする疾患であり、患者の多くはアトピー素因を持つ。
アトピー素因：①家族歴・既往歴（気管支喘息、アレルギー性鼻炎・結膜炎、アトピー性皮膚炎のうちいずれか、あるいは複数の疾患）、または② IgE 抗体を産生し易い素因。

アトピー性皮膚炎の診断基準
1. 瘙痒
2. 特徴的皮疹と分布
   ①皮疹は湿疹病変
   - 急性病変：紅斑、湿潤性紅斑、丘疹、漿液性丘疹、鱗屑、痂皮
   - 慢性病変：浸潤性紅斑・苔癬化病変、痒疹、鱗屑、痂皮
   ②分布
   - 左右対側性
   好発部位：前額、眼囲、口囲・口唇、耳介周囲、頸部、四肢関節部、体幹
   - 参考となる年齢による特徴
   乳児期：頭、顔にはじまりしばしば体幹、四肢に下降。
   幼小児期：頸部、四肢関節部の病変。
   思春期・成人期：上半身（頭、頸、胸、背）に皮疹が強い傾向。
3. 慢性・反復性経過（しばしば新旧の皮疹が混在する）
   ：乳児では 2 か月以上、その他では 6 か月以上を慢性とする。

上記 1、2、および 3 の項目を満たすものを、症状の軽重を問わずアトピー性皮膚炎と診断する。そのほかは急性あるいは慢性の湿疹とし、年齢や経過を参考にして診断する。

除外すべき診断（合併することはある）
- 接触皮膚炎
- 脂漏性皮膚炎
- 単純性痒疹
- 疥癬
- 汗疹
- 魚鱗癬
- 皮脂欠乏性湿疹
- 手湿疹（アトピー性皮膚炎以外の手湿疹を除外するため）
- 皮膚リンパ腫
- 乾癬
- 免疫不全による疾患
- 膠原病（SLE、皮膚筋炎）
- ネザートン症候群

診断の参考項目
- 家族歴（気管支喘息、アレルギー性鼻炎・結膜炎、アトピー性皮膚炎）
- 合併症（気管支喘息、アレルギー性鼻炎・結膜炎）
- 毛孔一致性の丘疹による鳥肌様皮膚
- 血清総 IgE 値の上昇

臨床型（幼小児期以降）
- 四肢屈側型
- 四肢伸側型
- 小児乾燥型
- 頭・頸・上胸・背型
- 痒疹型
- 全身型
- これらが混在する症例も多い

重要な合併症
- 眼症状（白内障、網膜剝離など：とくに顔面の重症例）
- 伝染性軟属腫
- 伝染性膿痂疹
- カポジ水痘様発疹症

（文献 1, 2 より引用）

表 I -2　アトピー性皮膚炎重症度のめやす

軽 症	面積にかかわらず、軽度の皮疹*のみみられる。
中等症	強い炎症を伴う皮疹**が体表面積の 10％未満にみられる。
重 症	強い炎症を伴う皮疹が体表面積の 10％以上、30％未満にみられる。
最重症	強い炎症を伴う皮疹が体表面積の 30％以上にみられる。

＊ 軽度の皮疹：軽度の紅斑、乾燥、落屑主体の病変
＊＊ 強い炎症を伴う皮疹：紅斑、丘疹、びらん、浸潤、苔癬化などを伴う病変

（文献 1, 2 より引用）

4 ● 小児のためのアトピー性皮膚炎の予防と治療の手引き

制する「プロアクティブ療法」が有効である。抗炎症外用薬を使用しない日も保湿外用薬によるスキンケアを継続する。炎症の再燃を繰り返しにくい場合には、再燃の徴候が現れたら症状の拡大増悪を防止するために早期に抗炎症外用薬を使用する「リアクティブ療法」も有効である。なお、タクロリムス 0.03％軟膏は 2～15 歳に対して、デルゴシチニブ軟膏は生後 6 か月以上に対して、ジファミラスト軟膏は生後 3 か月以上に対して使用可能である。

❹ 外用療法の適正化と中等症以上への対応

　寛解に導入できない場合には、患者教育による外用療法の適正化を行う。皮疹の重症度に適したランクの抗炎症外用薬を十分な量（finger-tip unit など）を外用することが重要である。また、アトピー性皮膚炎の診断と重症度の再確認を行う。必要に応じて皮膚生検を行い、皮膚リンパ腫などを除外する。診断が確定し、外用療法の適正化を行っても寛解に導入できない中等症以上の難治状態に対しては、外用療法に加えてシクロスポリン内服、生物学的製剤（デュピルマブ：IL-4/13 受容体抗体、トラロキヌマブ：IL-13 抗体、ネモリズマブ：IL-31 受容体抗体）の皮下注、経口 JAK 阻害薬（バリシチニブ：JAK1/2 阻害薬、ウパダシチニブ：JAK1 阻害薬、アブロシチニブ：JAK1 阻害薬）の内服、紫外線療法（ナローバンド UVB 療法など）、心身医学的療法などの併用を検討する。以上の治療により寛解導入できた場合は寛解維持療法に移行し、治療の目標（ゴール）を目指す。なお、デュピルマブは生後 6 か月以上に対して（年齢・体重により用法・用量は異なる）、トラロキヌマブは 15 歳以上に対して、ネモリズマブは 6 歳以上に対して、バリシチニブは 2 歳以上に対して（年齢・体重により用法・用量は異なる）、ウパダシチニブは 12 歳以上（体重は 30kg 以上）に対して、アブロシチニブは 12 歳以上に対して使用可能である。

❺ 薬物による炎症制御の重要性

　アトピー性皮膚炎は遺伝的素因も含んだ多病因性の疾患であり、疾患そのものを完治させ得る治療法はない。したがって、薬物療法は対症療法を行うことが原則である。しかし、病変部では、皮膚の炎症による表皮バリア機能のさらなる低下や被刺激性の亢進、掻破行為の刺激などによって、湿疹がますます悪化する悪循環が生じ得るため、薬物療法で炎症を制御することは、アトピー性皮膚炎の悪化因子を減らすことにもなる。

参考文献
1) 佐伯秀久, 他. アトピー性皮膚炎診療ガイドライン 2024. 日本皮膚科学会雑誌. 2024; 134: 2741-2843.
2) 佐伯秀久, 他. アトピー性皮膚炎診療ガイドライン 2024. アレルギー. 2024; 73: inpress.

I 総論　定義・診断基準

2. 定義・診断基準

❶ 定義

　本手引きが準拠する「アトピー性皮膚炎診療ガイドライン2024（ADGL2024）」[1,2] には、以下のように記載されている。

　アトピー性皮膚炎の定義（疾患概念）：アトピー性皮膚炎は、増悪・寛解を繰り返す、瘙痒のある湿疹を主病変とする疾患であり、患者の多くは「アトピー素因*」を持つ。

　特徴的な左右対称性の分布を示す湿疹性の疾患で、年齢により好発部位が異なる。乳児期あるいは幼児期から発症し小児期に寛解するか、あるいは寛解することなく再発を繰り返し、症状が成人まで持続する特徴的な湿疹病変が慢性的にみられる。なお、頻度は低いが思春期/成人発症のアトピー性皮膚炎も存在する。

*「アトピー素因」について

　1）家族歴・既往歴（気管支喘息、アレルギー性鼻炎・結膜炎、アトピー性皮膚炎のうちいずれか、あるいは複数の疾患）、または2）IgE抗体を産生しやすい素因。アトピー性皮膚炎の定義ではアレルギーの存在は必須ではない。これは診断においてアレルギーの証明が必須となるアレルギー性鼻炎などとは異なる。家族歴、既往歴では蕁麻疹を考慮しない。IgE抗体を産生しやすい素因は血清総IgE値とアレルゲン特異的IgE抗体価を考慮する。血清総IgE値は皮膚炎の活動性に応じて上昇するため、軽症では低値のことが多い。軽症の場合はアレルゲン特異的IgE抗体価が参考になる。

❷ 診断基準

　表Ⅰ-1（p. 4）に日本皮膚科学会による「アトピー性皮膚炎の定義・診断基準」を示す[1,2]。1）瘙痒、2）特徴的皮疹と分布、3）慢性・反復性経過の3基本項目を満たすものを、症状の軽重を問わずアトピー性皮膚炎と診断する。疑診例では急性あるいは慢性の湿疹とし、年齢や経過を参考にして診断する。除外すべき診断として挙げられた疾患を十分に鑑別でき、重要な合併症として挙げられた疾患について理解していることが大切である。これは、国外で作成された診断基準よりも詳細に検討されている。ADGL2024には、皮疹の特徴や鑑別診断について詳細な解説が記載されており、診断に迷うときなどに参照すると非常に有用である。

6 ● 小児のためのアトピー性皮膚炎の予防と治療の手引き

2. 定義・診断基準

表 I-3　U. K. Working Party の診断基準（The U.K. Working Party's diagnostic criteria：日本語訳は参考に記載）
大基準と 3 項目以上の小基準を満たすものをアトピー性皮膚炎と診断する。

大基準（必須）

An itchy skin condition (or parental report of scratching or rubbing in a child)
最近 12 カ月以内の皮膚が痒い状態。または、両親から子どもが皮膚を引っかいたり、こすったりしているという報告がある。

小基準（3 項目以上を満たす）

History of involvement of the skin creases such as folds of elbows, behind the knees, front of ankles or around the neck (including cheeks in children under 10).
これまでに肘の内側、膝の裏、足首の前、首のまわり、（9 歳以下は頬を含む）のどこかに皮膚の痒い状態が生じたことがある。

A personal history of asthma or hay fever (or history of atopic disease in a first-degree relative in children under 4)
喘息や花粉症の既往がある。または、3 歳以下の場合、1 親等以内親族に喘息、アレルギー性鼻炎、アレルギー性結膜炎、食物アレルギー、アトピー性皮膚炎などのアレルギー疾患の既往がある。

A personal history of a general dry skin in the last 12 months.
過去 12 か月の間に皮膚乾燥の既往がある。

Visible flexural eczema (or eczema involving the cheeks/forehead and outer limbs in children under 4 as per photographic protocol.
写真付きプロトコールを参照し、屈曲部の湿疹を確認（3 歳以下は頬・前額部・四肢外側を含む）。

Onset under the age of 2 (not used if child is under 4).
2 歳未満の発症（3 歳以下にはこの小基準を使わない）。

（文献 4 より引用改変）

　なお、世界的には 1980 年に作成された「Hanifin & Rajka の診断基準」[3] やそれを統計学的データに基づいて簡略化した「U. K. Working Party の診断基準」（**表 I-3**）[4] が頻用されている。特に後者は、簡便であること、具体的な罹病期間の記載がないことなどから小児科診療での利用や乳幼児の早期診断に向いている。これは必須項目の大基準 1 つと小基準 5 つ（3 歳以下は 4 つ）から構成され、小基準の 1 つに記載されている visible flexural eczema（屈曲部の湿疹）の判定には、写真付きプロトコールを使って訓練すること（Photographic protocol および Training photographs）が必要であるが、簡単な訓練で医師以外の研究者でも診断が可能なため、健診や疫学研究にも用いることができる。Photographic protocol および Training photographs は下記のウェブサイトからアクセスできる。
https://www.nottingham.ac.uk/~mzzfaq/dermatology/eczema/Section3-2.html

質問票だけでアトピー性皮膚炎の診断をする疫学研究には、ISAAC（International Study of Asthma and Allergies in Childhood）[5] が用いられることが多い。ISAAC 自体は 6～7 歳と 13～14 歳を対象に行ったので、それ以外の年齢、特に乳幼児の調査には 6～7 歳の調査票を若干モディファイしていることがある。ISAAC 質問票とマニュアルは下記のウェブサイトで参照が可能である。

https://isaac.auckland.ac.nz/resources/tools.php?menu=tools1

参考文献

1) 佐伯秀久, 他. アトピー性皮膚炎診療ガイドライン 2024. 日本皮膚科学会雑誌. 2024; 134: 2741-2843.

2) 佐伯秀久, 他. アトピー性皮膚炎診療ガイドライン 2024. アレルギー. 2024; 73: inpress.

3) Hanifin JM, et al. Diagnostic features of atopic dermatitis. Acta Derm-Venereol（Stockh）. 1980; 92（Suppl）: 44-47.

4) Williams HC, et al. The U.K. working party's diagnostic criteria for atopic dermatitis. Ⅲ. Independent hospital validation. *Br J Dermatol*. 1994; 131: 406-416.

5) Asher MI, et al. International Study of Asthma and Allergies in Childhood（ISAAC）: rationale and methods. *Eur Respir J*. 1995; 8: 483-491.

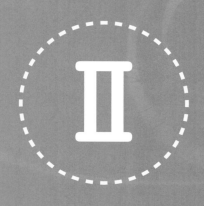

II

疫学・特徴

1. 病態生理と年齢別皮疹の特徴

❶ 病態生理

　アトピー性皮膚炎の発症や発症した炎症が維持されていく要因は症例ごとにさまざまであると考えられるが、その背景に共通して存在する機序については、大きく3つの要素に集約される。すなわち、皮膚バリア機能障害に伴う皮膚の過敏、2型炎症、痒みであり、これらは互いに相関する。

(1) 皮膚の過敏（皮膚バリア機能障害）（図Ⅱ-1）

　以前よりアトピー性皮膚炎の皮膚過敏については知られていたが、2006年にアトピー性皮膚炎とフィラグリン遺伝子変異の関連が報告されて以降、皮膚バリア機能障害の方面からアトピー性皮膚炎の病態を検討することについて大きな注目が集まることになった。

　角層は皮膚の表面・最外層に存在する厚さ10～20μmの薄い膜状の構造物で十数層の角質細胞とその間を埋める角質細胞間脂質により構成され、体液の漏出防止、角層内水分保持、および生体防御に貢献するバリアを形成する。角層のバリア機能障害は表皮からのサイトカ

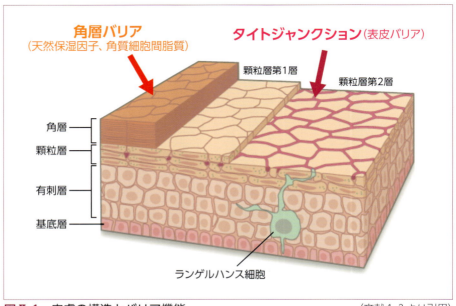

図Ⅱ-1　皮膚の構造とバリア機能　　　　　　　　　　　　　　　　　（文献1, 2より引用）

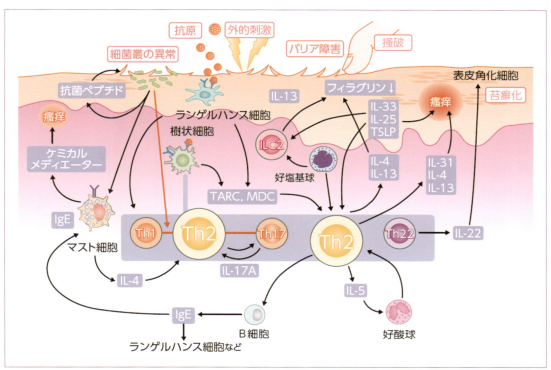

図Ⅱ-2　炎症の機構（2型炎症）　　　　　　　　　　　　　　　　　　　　　　　　　　　　　　（文献1, 2より引用）

イン産生を増強し、抗原提示細胞であるランゲルハンス細胞を活性化し、結果、抗原感作や炎症の惹起を容易にするとともに、非特異的な刺激に対する皮膚の被刺激性を亢進させる。角質細胞間脂質の主成分はセラミド、コレステロール、遊離脂肪酸であるが、アトピー性皮膚炎ではセラミド含有率が低下することで角質細胞間脂質の機能は低下し、水分の保持能力が損なわれる。ケラチンやフィラグリンを実質とする角質細胞は、通常、周辺帯と呼ばれるタンパク質で細胞膜が裏打ちされるため構造的に頑丈であり、強固なバリアの形成に貢献するが、アトピー性皮膚炎においてはこのバリア機能が不全となる。

　表皮にもまた重要なバリア機能構造が存在する。表皮細胞間にはタイトジャンクションと呼ばれる細胞間接着構造がある。特に顆粒層に存在するタイトジャンクションは体内外の物質の移動を制御しており、その形成に重要な役割を持つタンパク質であるclaudin-1の発現の低下や一塩基多型の存在がアトピー性皮膚炎患者で確認されている。

　また、皮膚バリア機構は上述したさまざまなタンパク質により形作られているが、これらの発現は、2型のサイトカインの存在下でその産生が低下することが知られている。

(2) 炎症の機構（2型炎症）（図Ⅱ-2）

　皮膚の過敏性が基盤となり、そこに外的刺激が加わることによって、表皮角化細胞からIL-33、IL-25やTSLPといったサイトカインが産生、放出され、これらは2型自然リンパ球（ILC2）やTh2細胞（Th2）を活性化して、IL-4、IL-13、IL-5、IL-31などのサイトカイン

Ⅱ 疫学・特徴

を産生、放出し、いわゆる2型炎症を誘導、維持する方向に働く。また、皮膚バリア機能低下は、抗原の皮膚内への侵入を容易にし、これに対する過剰な免疫応答として2型炎症が誘導される。なお、抗原の一部（ダニ抗原など）はプロテアーゼ活性を持っており、これにより2型炎症はさらに増強する。2型炎症の持続はIgE抗体の産生増加につながり、炎症局所の皮膚に存在するランゲルハンス細胞などの抗原提示細胞やマスト細胞など、高親和性IgE受容体を発現している免疫細胞を介して、アレルギー反応はさらに増強する。

2型炎症が維持、進展していく過程で、病変皮膚では表皮角化細胞を含む環境を構成する種々の細胞よりTARC（CCL-17）が産生、放出され、Th2の病変部への浸潤が促される。ほかにIL-22を産生し表皮肥厚を誘導するTh22や、Th1、Th17といったその他のTh細胞サブセット、好塩基球の病態形成への関与も推測されているが、不明な部分も多い。

(3) 痒み

痒みは、アトピー性皮膚炎患者の重要な自覚症状であり、生活の質（quality of life, QoL）に大きな影響を与える。そもそも痒みは、「掻破したいという衝動を起こさせる不快な感覚」と定義される、皮膚や粘膜の一部で起こる感覚であり、この感覚によって掻破行動が起こり、結果として外部より侵入した異物を排出するという生物学的意義のある感覚である。しかしながら、アトピー性皮膚炎においては、痒みのコントロールが不全を来している状況にあり、いわゆるitch-scratch cycleが回り続けるために皮膚症状の悪化が持続していくと考えられる。すなわち、「hyperknesis（痒み過敏の状態）」と「alloknesis（通常痒みを起こさない刺激などで痒みが起こる状態）」が多分に併存している状況がある。さらに、アトピー性皮膚炎の痒みの多くは、非ヒスタミン性の痒みであり、抗ヒスタミン薬が有効でないこともよく経験される。アトピー性皮膚炎における痒み感覚に重要な役割を果たすものとして、アトピー性皮膚炎の病態形成に少なからず関与していることが判明している各種サイトカインがある。2型サイトカインが痒みに影響を与えること、同じく、IL-17やTSLP、IL-31など、さまざまなサイトカインがアトピー性皮膚炎の痒み感覚に重要な役割を果たしていることが近年判明している。

❷ 年齢別皮疹の特徴

(1) 乳児期（2歳未満）

乳児期早期は顔、頭などを中心として、皮疹が生じやすい。乾燥症状に次いで、紅斑、丘疹を生じることが多いが、定期的に保湿剤を外用している場合、乾燥症状は目立たないこともある。頬、額、顎といった摩擦などの刺激を受けやすい部分から皮疹を生じ（図Ⅱ-3）、口囲、耳周囲など顔面全体へ広がる。皮疹は乾燥した紅斑から湿潤性紅斑、漿液性丘疹となり、滲出液や痂皮を伴うようになる。顔面に次いで、頸部、胸腹部、四肢にも拡大する。頸部、腋窩、肘窩、膝窩は湿潤しやすい。瘙痒を伴うため、患部を寝具や抱く人の衣服に擦り

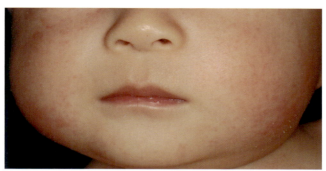
図Ⅱ-3 乳児期、顔面の紅斑

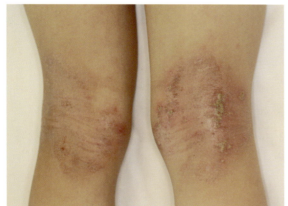
図Ⅱ-4 幼児期、膝窩の苔癬化

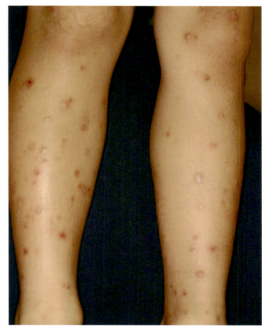
図Ⅱ-5 幼児期、下腿の痒疹

つけたり、生後3〜4か月頃からは自分の手で掻く動作もみられる。乳児期発症のアトピー性皮膚炎の多くは適切な外用治療によく反応し、学童期までに軽快することが多いが、一部は遷延する。掻破や摩擦を繰り返すと、患部はびらん、出血、滲出液を生じ、痂皮もみられるようになる。

(2) 幼児期・学童期（2〜12歳）

　乳児期と比較して顔面の皮疹は減少し、間擦部である頸部、腋窩、肘窩、膝窩、鼠径、手首、足首などに皮疹が生じやすい（図Ⅱ-4）。病勢が強いと、顔面、体幹、四肢にも皮疹が拡がる。強い瘙痒を伴い、掻破を繰り返すため、掻破痕、びらんとなり、滲出液、血痂を伴いやすい。掻破を繰り返すうちに、特に四肢に苔癬化、痒疹結節を生じることがある（図Ⅱ-5）。全体的に皮膚は乾燥し、体幹、四肢に鳥肌様の毛孔一致性丘疹（atopic dry skin）

II 疫学・特徴

図II-6　atopic dry skin

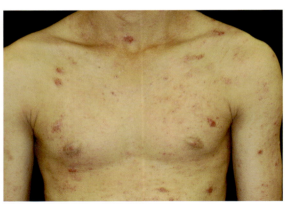

図II-7　思春期、上半身の痒疹

がみられる（図II-6）。

（3）思春期（13歳以上）

思春期以降は顔面、頸部を中心として、胸部、上背部も含めた上半身の皮疹が増悪しやすい。四肢を中心に痒疹が多発する場合もある。治療が不適切な場合、全身に拡大して紅皮症に至ることもある（図II-7）。

❸ 皮疹の性状

皮疹は湿疹・皮膚炎の特徴と乾燥症状（乾皮症、atopic dry skin）を伴う。湿疹・皮膚炎の症状は、急性病変と慢性病変に分けられる。

急性病変には、皮膚が平らなまま赤い状態である紅斑、小さく点状に隆起する丘疹がある。湿疹病変では表皮内に小水疱が形成され、漿液が貯留し、漿液性丘疹、湿潤性紅斑となる。漿液性丘疹、湿潤性紅斑を掻破することにより、滲出液が出て、表皮は破壊されて一部剥離し、びらんを形成する。びらん面の上に角質と滲出液、血液などが固着すると、痂皮、血痂が生じる。

慢性病変には、湿疹の掻破を繰り返すことにより皮膚が厚くなり、粗造化した苔癬化病変や強い瘙痒を伴う痒疹結節などがある。

参考文献
1) 佐伯秀久, 他. アトピー性皮膚炎診療ガイドライン 2024. 日本皮膚科学会雑誌. 2024; 134: 2741-2843.
2) 佐伯秀久, 他. アトピー性皮膚炎診療ガイドライン 2024. アレルギー. 2024; 73: inpress.

2. 小児の疫学

❶ 小児期から思春期の有症率

　アトピー性皮膚炎は一般に乳幼児・小児期に発症し、加齢とともにその患者数は減少し、一部の患者が成人型アトピー性皮膚炎に移行すると考えられている。1992～2002年の10年間の国内での皮膚科医の健診によるアトピー性皮膚炎有症率調査に関する文献14編の解析によると、年齢別の有症率は、乳児で6～32％、幼児で5～27％、学童で5～15％、大学生で5～9％と報告者により幅がみられるが、全体的には加齢とともに有症率は減少する傾向が認められている[1]。2000～2002年度厚生労働科学研究の一環として、保健所および小学校健診での医師の診断による全国規模のアトピー性皮膚炎有症率調査が実施された[2,3]。北海道、東北、関東、中部、近畿、中国、四国、九州それぞれの地区に拠点施設を設け、専門医による健診が実施された。年齢別有症率を図Ⅱ-8に示す[4,5]。健診による有症率は全国平均で4か月児12.8％(351/2,744)、1歳6か月児9.8％(631/6,424)、3歳児13.2％(906/6,868)、小学1年生11.8％(1,479/12,489)、小学6年生10.6％(1,185/11,230)、大学生8.2％(684/8,317)であった。Yamamoto-Hanadaらは一般集団の全国出生コホート調査（JECS cohort）を行っ

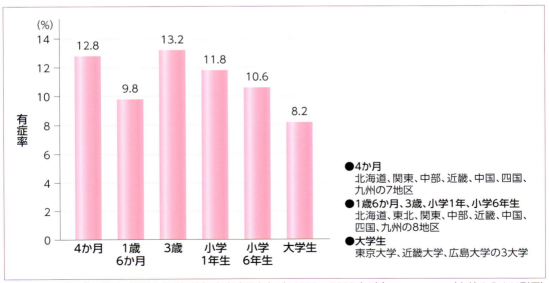

図Ⅱ-8　アトピー性皮膚炎の年齢別有症率（調査年度2000～2002年度）　　　（文献4,5より引用）

Ⅱ 疫学・特徴

た結果、1歳時、2歳時、3歳時におけるアトピー性皮膚炎の有症率はそれぞれ、4.0%、7.3%、6.0%であった[6]。2015年の全国ウェブ調査での湿疹有症率は、6〜8歳は14.6%、13〜15歳は9.7%であった[7]。

② 有症率の年次変化

アトピー性皮膚炎は近年増加しているといわれており、同一地域内での有症率の経時的変化を調べたものとして、愛知県内で行われた医師の診察による調査がある。1981年の3〜15歳までのアトピー性皮膚炎有症率は2.8%であったが、その後は階段状に増加し1992年では6.6%になった。1992年以降は頭打ちの傾向があり、1999年も有症率は6.6%であった[8]。

厚生労働省母子保健研究による1992年度の全国の医師の診察による乳幼児でのアトピー性皮膚炎有症率調査では1歳6か月では5.3%、3歳では8.0%であった[9]。2000〜2002年度の全国調査と1992年度の調査法が若干異なることに注意する必要があるが、乳幼児のアトピー性皮膚炎は増加していた可能性がある。なお、アンケート調査であるが、西日本小学児童におけるアレルギー疾患有症率調査では、1992年に比べて2002年におけるアトピー性皮膚炎有症率は減少（17.3%→13.8%）していた[10]。一方、京都で行われた7〜15歳を対象にしたISAACの質問票を用いたアレルギー疾患有症率調査では、1996年に比べて2006年では、アトピー性皮膚炎有症率は4.2%から5.6%に増加していた[11]。

③ 予後

乳幼児のアトピー性皮膚炎の発症・経過については、2006〜2008年度厚生労働科学研究において、横浜市、千葉市、福岡市における乳幼児健診での生後4か月から3歳までの追跡調査に基づく報告がある。それによると、生後4か月健診を受診した一般乳児の16.2%の児がアトピー性皮膚炎を発症していた[12]。また、生後4か月に症状を認めていたアトピー性皮膚炎児の70%が1歳6か月で寛解していた。この調査では、3歳までの累積発症率が30%強であった。

Fukiwakeらは石垣島の幼稚園児を4年間にわたり調査し、アトピー性皮膚炎と診断された74人のうち53人（71.6%）が3年間の間に寛解しており、一方、3年間にアトピー性皮膚炎のない児からの新たな発症が5.5%であることを報告した[13]。

Ohshimaらの報告では、1歳未満で小児アレルギー専門医によりアトピー性皮膚炎と診断された169人の乳児を4年間追跡したところ、症状は51%で改善、34%で消失していた[14]。

Yamamoto-Hanadaらは一般集団の東京での出生コホート調査（T-CHILD study）を行い、9年間経過を追ったところ、アトピー性皮膚炎は経過から4つの型（まったくない/まれ：62.7%、早発型：17.6%、遅発型：9.5%、持続型：10.1%）に分けられることを明らか

16 ● 小児のためのアトピー性皮膚炎の予防と治療の手引き

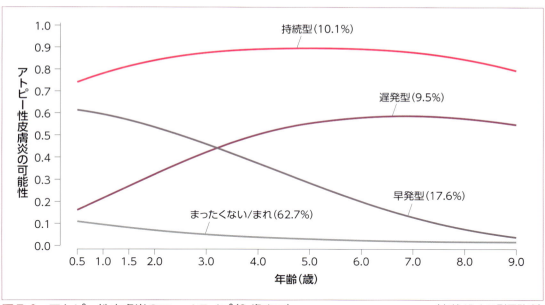

図Ⅱ-9　アトピー性皮膚炎のフェノタイプ（9歳まで）　　　（文献15より引用改変）

にした[15]（図Ⅱ-9）。13歳までの観察では、乳児期から持続する児は6.8%存在していた。

　Wakamoriらの報告では、小学生、中学生のアトピー性皮膚炎の予後に関して京都府の山間部で10年以上行っている皮膚健診の結果、小学1年生の時にみられたアトピー性皮膚炎の4分の3は中学校入学時に寛解していた[16]。

参考文献

1) 森田栄伸．アトピー性皮膚炎患者数の実態，原因・悪化因子に関する資料の解析・整理．平成13年度厚生科学研究費補助金：免疫・アレルギー等研究事業研究報告書．2002; 2: 184-186.
2) 山本昇壮：アトピー性皮膚炎の患者数の実態及び発症・悪化に及ぼす環境因子の調査に関する研究．平成14年度厚生労働科学研究費補助金：免疫アレルギー疾患予防・治療研究事業研究報告書．2003; 1: 71-77.
3) Saeki H, et al. Prevalence of atopic dermatitis in Japanese elementary schoolchildren. *Br J Dermatol*. 2005; 152: 110-114.
4) 佐伯秀久，他．アトピー性皮膚炎診療ガイドライン2024．日本皮膚科学会雑誌．2024; 134: 2741-2843.
5) 佐伯秀久，他．アトピー性皮膚炎診療ガイドライン2024．アレルギー．2024; 73: inpress.
6) Yamamoto-Hanada K, et al. Allergy and immunology in young children of Japan: The JECS cohort. *World Allergy Organ J*. 2020; 13: 100479.
7) Morikawa E, et al. Nationwide survey of the prevalence of wheeze, rhino-conjunctivitis, and eczema among Japanese children in 2015. *Allergol Int*. 2020; 69: 98-103.
8) 上田　宏．アトピー性皮膚炎の疫学．小児内科．2000; 32: 986-992.
9) 三河春樹．アレルギー疾患の疫学研究．厚生省アレルギー総合研究事業総合研究報告書．1995; 247-251.
10) 太田國隆，ほか．西日本小学児童におけるアレルギー疾患有症率調査　1992年と2002年の比較．日小ア誌．2003; 17: 255-268.
11) Kusunoki T, et al. Changing prevalence and severity of childhood allergic diseases in Kyoto, Japan, from 1996 to 2006. *Allergol Int*. 2009; 58: 543-548.

12) 河野陽一. アトピー性皮膚炎の発症および悪化因子の同定と発症予防・症状悪化防止のための生活環境整備に関する研究. 平成 20 年度厚生科学研究費補助金：免疫・アレルギー等研究事業研究報告書. 2009; 1-11.

13) Fukiwake N, et al. Incidence of atopic dermatitis in nursery school children –a follow-up study from 2001 to 2004, Kyushu University Ishigaki Atopic Dermatitis Study（KIDS）. *Eur J Dermatol*. 2006; 16: 416-419.

14) Ohshima Y, et al. Early sensitization to house dust mite is a major risk factor for subsequent development of bronchial asthma in Japanese infants with atopic dermatitis: results of a 4-year followup study. *Ann Allergy Asthma Immunol*. 2002; 89: 265-270.

15) Yamamoto-Hanada K, et al. Four phenotypes of atopic dermatitis in Japanese children: A general population birth cohort study. *Allergol Int*. 2019; 68: 521-523.

16) Wakamori T, et al. Atopic dermatitis, dry skin and serum IgE in children in a community in Japan. *Int Arch Allergy Immunol*. 2009; 149: 103-110.

3. 小児の皮膚の特徴

❶ 小児の皮膚バリア機能

　アトピー性皮膚炎の病態には、皮膚のバリア機能異常が関与する。皮膚の構造、バリア機能は成人と小児で異なり、出生後から徐々に成熟に向けて変化していく。このため、小児のアトピー性皮膚炎の病態を理解する上で、小児の皮膚の特徴を知ることは重要である。

　皮膚は、体外からの微生物やアレルゲンなどの侵入、体内からの体液などの漏出を防ぐ、重要なバリア機能を担っている。

　小児の皮膚は成人と比べて未成熟であり、一般的に外界からの刺激に弱く、乾燥していることが多い。皮膚バリア機能の指標の一つとして用いられる、皮膚を通して体内から体表へ蒸散する水分の喪失量「経皮水分蒸散量（transepidermal water loss，TEWL）」は、小児では成人と比較して多い、すなわち皮膚バリア機能が弱いと考えられる。特に、乳幼児ではTEWLが多く角層内の水分量や天然保湿因子（natural moisturizing factor，NMF）が少なく、また角層と表皮そのものが薄いことが知られている（図Ⅱ-10）。

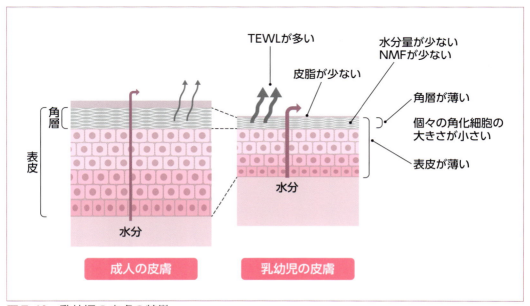

図Ⅱ-10　乳幼児の皮膚の特徴

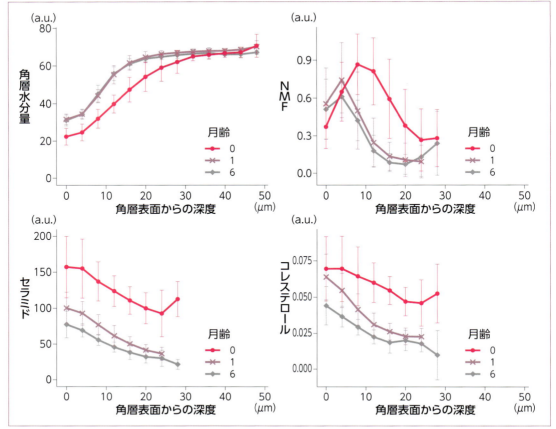

図Ⅱ-11　新生児期、乳児期の角層構成成分　　　　　　　　　　　　（文献6より引用改変）

❷ 小児の皮膚の成熟による変化

　皮膚は表皮、真皮、皮下組織から構成される。表皮の最外層である角層は、成人でも平均約0.02mmと薄いが、皮膚のバリア機能に重要な役割を果たす。角層の構造は、胎生15週頃から形成し始め、在胎34週頃に完成するといわれている。正期産の新生児の角層は、成人と比較して角層全体の厚さは薄いものの、成人と同様の10～15層の層構造を形成するが、個々の角化細胞は小さく、角層の透過性は高い。

　出生後、羊水中の環境から外気に触れて、特に生後数日から1か月の間に、新生児の皮膚は水中から大気中に適応し、大きく変化する。さらに、生後1年間は表皮が著しく変化していくことが明らかになってきている[1~4]。

　角層水分量は生後数日から1か月にかけて増加する一方、TEWLは生後上昇し、皮膚バリア機能は一時的に弱くなっていくと考えられている[3]。角層の水分保持に関わるNMF、角層間脂質であるセラミドについても、新生児期から乳児期早期に減少していく傾向にあることが報告されている[3,5,6]（図Ⅱ-11）。出生後、表皮全体としては厚くなっていくが、角層は

一時的に薄くなり、角層の構成成分は減少し、生後数か月は皮膚バリア機能が弱くなると考えられる。

　乳児期から幼児期、学童期と、皮膚の TEWL は徐々に低下して皮膚バリア機能が強くなり、角層の厚さはより厚く角化細胞の大きさはより大きく徐々に成熟し、6歳頃までに成人と同レベルに達すると考えられている[7]。

参考文献

1) Proksch E. Enhancing the skin barrier by emollients in neonates to prevent atopic dermatitis. *J Eur Acad Dermatol Venereol*. 2023; 37: 463-464.

2) Nikolovski J, et al. Barrier function and water-holding and transport properties of infant stratum corneum are different from adult and continue to develop through the first year of life. *J Invest Dermatol*. 2008; 128: 1728-1736.

3) Minami-Hori M, et al. Developmental alterations of physical properties and components of neonatal-infantile stratum corneum of upper thighs and diaper-covered buttocks during the 1st year of life. *J Dermatol Sci*. 2014; 73: 67-73.

4) Miyauchi Y, et al. Developmental Changes in Neonatal and Infant Skin Structures During the First 6 Months: In Vivo Observation. *Pediatr Dermatol*. 2016; 33: 289-295.

5) Fluhr JW, et al. Infant epidermal skin physiology: adaptation after birth. *Br J Dermatol*. 2012; 166: 483-490.

6) Matsumoto Y, et al. In vivo analysis of the stratum corneum of Japanese neonates and infants using confocal Raman spectroscopy: a pilot study. *Skin Res Technol*. 2023; 29: e13276.

7) Stamatas GN, et al. Skin maturation from birth to 10 years of age: Structure, function, composition and microbiome. *Exp Dermatol*. 2023; 32: 1420-1429.

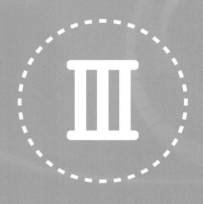

III

鑑別診断
重症度評価

1. 鑑別診断

　皮膚炎を来す疾患でアトピー性皮膚炎と鑑別が必要になる代表的な疾患について解説する[1,2]。アトピー性皮膚炎として非典型的な臨床像を呈する場合は、これらの疾患の鑑別に注意を要する（**表Ⅲ-1**）。

❶ 皮膚炎・皮膚炎症性疾患

（1）脂漏性湿疹・脂漏性皮膚炎

　アトピー性皮膚炎との鑑別において最も頻度が高い疾患である。皮脂の分泌の多い部位に好発し、頭皮、顔面でも眉毛の上や鼻唇溝に好発する。黄色の脂漏性の痂皮の付着した落屑が特徴の脂漏性湿疹は、アトピー性皮膚炎に比して痒みは軽度である。

（2）接触皮膚炎

　接触皮膚炎は外来性の刺激物質・アレルゲンに皮膚が接触することで湿疹が生じる。皮疹は原因物質が接触する部位に限局することが多いが、接触部位以外に広がることもある。

（3）汗疹

　エクリン汗管の閉塞により発汗時に紅色小丘疹が出現する。体幹、四肢屈側、頸部に多く、発汗の多い夏期に増悪する。

（4）乾癬

　乾癬は境界明瞭で厚い鱗屑を伴う皮膚角化を特徴とする全身性の炎症性疾患であり、皮疹の分布は脂漏性湿疹に似て頭皮、顔、間擦部にみられる。乳児期はおむつの被覆部に皮疹がみられることもある。

1. 鑑別診断

表Ⅲ-1　小児アトピー性皮膚炎の鑑別疾患

	皮疹・皮膚炎			皮膚炎以外の特徴的な徴候
	好発年齢・時期	性状	好発部位	
1. 皮膚炎・皮膚炎症性疾患				
アトピー性皮膚炎	乳幼児	紅斑、丘疹（湿潤性紅斑、漿液性丘疹）から慢性期は苔癬化	乳児期：顔、四肢伸側 幼児期以降：首、四肢の関節の屈曲部位	
脂漏性湿疹	乳児期早期	黄色の脂漏性の痂皮の付着した落屑を伴う紅斑で掻痒は軽度	頭皮、間擦部、おむつ被覆部	
接触皮膚炎	—	紅斑、浮腫、小水疱など	刺激物質の接触部位	
汗疹	夏季など汗をかきやすい時期に増悪	紅色小丘疹	体幹、四肢屈側、頸部	
乾癬	成人期	境界明瞭で厚い鱗屑を伴う紅斑	頭皮、顔、間擦部、おむつ被覆部（乳児）	
2. 感染症に伴う皮膚炎				
伝染性膿痂疹	乳幼児	膿疱、痂皮を伴う紅斑	全身（掻爬した部分、傷ついた部分に好発）	
疥癬	高齢者が多いが接触があれば小児、成人問わず発症する可能性あり	激しい掻痒を伴う丘疹、線状の皮疹	全身（乳児、免疫不全者以外では頭皮はまれ）	
3. 角質形成・剥離異常による先天性アトピー性皮膚炎と類縁疾患				
尋常性魚鱗癬（AD）	乳幼児期	皮膚の乾燥や落屑と湿疹、掌紋の増強	四肢伸側、体幹	
ネザートン症候群（AR）	出生時	紅皮症、角層剥離亢進と鱗屑	全身	先天性魚鱗癬、毛髪異常
4. 先天性免疫異常症に伴うアトピー性皮膚炎				
高IgE症候群（STAT3-機能喪失）（AD）	新生児期	アトピー性皮膚炎様湿疹	背部、臀部、耳介後部、頭皮	細菌・真菌感染症（冷膿瘍、肺炎）、骨格異常・特徴的顔貌、血清総IgE著明高値
STAT6異常症（機能獲得）（AD）	新生児期	苔癬化が目立つ湿疹	全身	食物アレルギー、好酸球性胃腸症、低身長や病的骨折などの結合組織異常、血清総IgE著明高値
ウィスコット・オルドリッチ症候群（XR）	新生児期	アトピー性皮膚炎様湿疹	全身	血小板減少症、複合免疫不全症
5. 栄養障害に伴う皮膚炎				
亜鉛欠乏症	乳児期	びらん、痂皮化を伴う紅斑	頬部からおとがいにかけて連続する皮膚炎、肛門周囲	脱毛、下痢、皮膚感染症
ビオチン欠乏症	—	湿疹（乾癬様もしくはびらんを伴うこともあり）	顔面（眼の周囲、鼻、口の周囲）	意識障害などの神経症状

AD：常染色体顕性遺伝形式，AR：常染色体潜性遺伝形式，XR：X連鎖潜性遺伝形式

Japanese guidance for the prevention and treatment of pediatric atopic dermatitis

Ⅲ　鑑別診断　重症度評価

❷ 感染症に伴う皮膚炎

（1）伝染性膿痂疹

　伝染性膿痂疹は、黄色ブドウ球菌や溶連菌による皮膚感染症で、膿疱、痂皮を伴う紅斑を呈する。

（2）疥癬

　疥癬はヒゼンダニ皮膚感染症で、激しい瘙痒を伴う丘疹や線状の皮疹（疥癬トンネル）が特徴である。

❸ 角質形成・剝離異常による先天性アトピー性皮膚炎と類縁疾患

（1）尋常性魚鱗癬

　FLG 遺伝子の機能喪失型バリアントによる常染色体顕性遺伝形式を示す疾患で、両アリルに機能喪失型バリアントを持つ患者は重症病型を示す[3]。乳幼児期に四肢伸側、体幹における皮膚の乾燥や落屑とともに湿疹がみられる。掌紋の増強が特徴的である。人種による偏りはあるが、アトピー性皮膚炎の患者の 10〜30% は *FLG* 遺伝子の機能喪失型バリアントを有するとされている[4,5]。

（2）ネザートン（Netherton）症候群

　SPINK5 遺伝子を原因遺伝子とする常染色体潜性遺伝形式を呈する魚鱗癬症候群の一つであり、先天性魚鱗癬、毛髪異常、アトピー素因を三主徴とする[6]。

❹ 先天性免疫異常症に伴うアトピー性皮膚炎

　免疫細胞の機能・分化が障害される単一遺伝子疾患（先天性免疫異常症）のうち、アレルギー・アトピー徴候が主徴の一つとなるものは原発性アトピー性疾患（primary atopic disorders, PADs）と称される[7]。PADs の診断には家族歴やアトピー性皮膚炎以外の免疫異常に伴う徴候の有無が重要である。

（1）高 IgE 症候群：STAT3 – 優性阻害（機能喪失）

　STAT3 遺伝子の機能喪失型バリアントを原因とする常染色体顕性遺伝形式の先天性免疫異常症で反復性の黄色ブドウ球菌感染症（特に皮膚膿瘍、肺炎）と真菌感染症、重症アトピー性皮膚炎と血清総 IgE 著明高値を特徴とする[8]。また、特徴的顔貌や易骨折性、脊柱側弯症、乳歯脱落遅延などの骨・結合組織の異常も特徴である。

（2）STAT6 異常症（機能獲得）

STAT6 遺伝子の機能獲得型バリアントによる常染色体顕性遺伝形式の PAD で、重症アレルギー（アトピー性皮膚炎と食物アレルギーが多い）、好酸球性胃腸症、高 IgE 血症、低身長や易骨折性などの結合組織異常を呈する[9]。

（3）ウィスコット・オルドリッチ (Wiskott-Aldrich) 症候群

WAS 遺伝子の機能喪失型バリアントを原因とする X 連鎖潜性遺伝形式を示す疾患で湿疹、血小板減少、複合免疫不全を呈する[10]。血小板減少のみを示す例から重症の反復性感染症、難治性湿疹を示す例まで、重症度はさまざまである。

❺ 栄養障害に伴う皮膚炎

（1）亜鉛欠乏症

亜鉛の必要量が増加し、母乳中の亜鉛含有量が低下する乳児期後半にかけて完全母乳栄養児で亜鉛欠乏症が顕在化することがある。典型的には肛門周囲のびらんを伴う皮膚炎で痂皮化がみられる。通常、皮疹に瘙痒はない。味覚・嗅覚障害、脱毛、下痢、皮膚感染症の合併も特徴的である。

（2）ビオチン欠乏症

ビオチンは水溶性ビタミンの 1 つであり、以前は完全静脈栄養が長引く際にビオチン欠乏症を発症することがあったが、現在は静脈栄養用のビタミン製剤にビオチンが含まれているため栄養性のビオチン欠乏症はほとんどみられない。ホロカルボキシラーゼ欠損症、ビオチニダーゼ欠損症は稀な常染色体潜性遺伝形式を示す先天性ビオチン代謝異常症で、いずれも新生児マススクリーニングで発見され得る。皮膚症状としては顔面（眼の周囲、鼻、口の周囲）の皮膚炎が知られ、意識障害などの神経症状を合併する。

参考文献

1) Schneider L, et al. Atopic dermatitis: a practice parameter update 2012. *J Allergy Clin Immunol*. 2013; 131: 295-299.
2) Eichenfield LF, et al. Guidelines of care for the management of atopic dermatitis: section 1. Diagnosis and assessment of atopic dermatitis. *J Am Acad Dermatol*. 2014; 70: 338-351.
3) Gutierrez-Cerrajero C, et al. Ichthyosis. *Nat Rev Dis Primers*. 2023; 9: 2.
4) Weidinger S, et al. Filaggrin mutations, atopic eczema, hay fever, and asthma in children. *J Allergy Clin Immunol*. 2008; 121: 1203-1209.
5) Kono M, et al. Comprehensive screening for a complete set of Japanese-population-specific filaggrin gene mutations. *Allergy*. 2014; 69: 537-540.
6) Hovnanian A. Netherton syndrome: skin inflammation and allergy by loss of protease inhibition. *Cell Tissue Res*. 2013; 351: 289-300.

7) Lyons JJ, et al. Primary atopic disorders. *J Exp Med*. 2018; 215: 1009-1022.

8) Minegishi Y. Hyper-IgE syndrome, 2021 update. *Allergol Int*. 2021; 70: 407-414.

9) STAT6 Gain-of-Function International Consortium. Human germline gain-of-function in STAT6: from severe allergic disease to lymphoma and beyond. *Trends Immunol*. 2024; 45: 138-153.

10) Massaad MJ, et al. Wiskott-Aldrich syndrome: a comprehensive review. *Ann N Y Acad Sci*. 2013; 1285: 26-43.

2. 医師による症状の評価

❶ 重症度評価法

　適切な治療法の選択や治療効果の評価のためには、重症度を正しく評価することが欠かせない。全体の重症度を評価するのが基本だが、外用薬の選択に際しては個々の皮疹の重症度評価も大切である。

❷ 全体の重症度評価

　簡便なものは、医師による皮膚病変の全般的な評価法である Investigator's Global Assessment（IGA）［0：消失、1：ほぼ消失、2：軽症、3：中等症、4：重症］で、臨床試験でもよく用いられる。厚生労働科学研究班で開発された「重症度のめやす」も簡便な評価法である。この「めやす」では皮疹の重症度を、軽度の皮疹（軽度の紅斑、乾燥、落屑主体の病変）と強い炎症を伴う皮疹（紅斑、丘疹、びらん、浸潤、苔癬化などを伴う病変）に分類し、それらの面積によって軽症、中等症、重症、最重症とする（p.4、**表 I -2**）。強い炎症を伴う皮疹が一部でもあれば、中等症以上となる。いずれも日常の診療で治療方針を決める際に有用である。

　統計学的信頼性と妥当性が検証されている重症度評価法として、Severity Scoring of Atopic Dermatitis（SCORAD）[1] と Eczema Area and Severity Index（EASI）[2] があげられる[3]。SCORAD は、医師による皮疹の範囲と種類、強さの評価に加えて、患者による痒みと睡眠障害の評価からなり（最高点数 103 点、**図 III-1**）、下記のウェブサイトでスコアが計算できる。

http://adserver.sante.univ-nantes.fr/Scorad.html.

　痒みと睡眠障害を省略したものを Objective SCORAD として使用してもよい。EASI は、医師による皮疹の面積と種類、重症度の評価からなり（最高点数 72 点、**表 III-2**）、皮疹の重症度評価法としてグローバルなコンセンサスを得ている[4]。スコア表が下記のウェブサイトからダウンロードでき、評価のトレーニングもできる。

http://www.homeforeczema.org/research/easi-for-clinical-signs.aspx.

　最近は、全身療法の対象となる患者の選択の基準に IGA や EASI が用いられることが多

III 鑑別診断　重症度評価

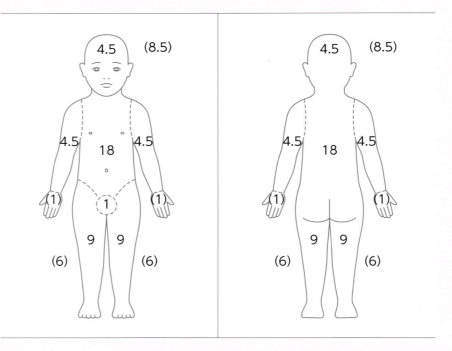

図III-1　SCORADによる重症度評価法

（文献1より引用改変）

2. 医師による症状の評価

表Ⅲ-2　EASI による重症度評価法

皮疹の面積：それぞれの体の部位全体に皮疹がある場合を 100％として、下表のように 0 から 6 点で採点する。

皮疹面積（％）	0	1〜9	10〜29	30〜49	50〜69	70〜89	90〜100
面積スコア	0	1	2	3	4	5	6

皮疹の重症度：それぞれの徴候の程度を 0 から 3 点で評価

0	なし
1	軽度
2	中等度
3	重度

✓　それぞれの病変部の平均的重症度とする。
✓　中間の値（1.5 と 2.5）は使用可能であるが、0.5 は用いない。

スコア表：

体の部位	紅斑 (0〜3)	浸潤／丘疹 (0〜3)	掻破痕 (0〜3)	苔癬化 (0〜3)	面積スコア (0〜6)	係数*	部位スコア
頭部／頸	(	＋	＋	＋	) ×	×0.1	
(7 歳以下)	(	＋	＋	＋	) ×	×0.2	
体幹	(	＋	＋	＋	) ×	×0.3	
上肢	(	＋	＋	＋	) ×	×0.2	
下肢	(	＋	＋	＋	) ×	×0.4	
(7 歳以下)	(	＋	＋	＋	) ×	×0.3	
最終の EASI スコアは 4 つの部位のスコアの合計：							(0〜72)

＊頭部／頸部および下肢は 7 歳以下で係数が異なる。8 歳以上は上段、7 歳以下は下段の係数を用いる。

（文献 2 より引用改変）

い[5,6]。日常臨床では簡便な「めやす」や IGA を用い、全身療法を考慮する患者ではさらに EASI、臨床研究には EASI や SCORAD を用いるとよいであろう。

Ⅲ 鑑別診断　重症度評価

❸ 個々の皮疹の重症度評価

　治療の主体であるステロイド外用薬の選択は「個々の皮疹の重症度」により決定される[7,8]。狭い面積でも高度な皮疹には、炎症を十分に制御するのに強力な外用療法が選択される一方、皮疹の範囲は広くても軽微な炎症には強力な外用療法は必要としない（p49、**表Ⅳ-2** 参照）。

参考文献

1) Severity scoring of atopic dermatitis: the SCORAD index. Consensus Report of the European Task Force on Atopic Dermatitis. *Dermatology*. 1993; 186:23-31.

2) Hanifin JM, et al. The eczema area and severity index (EASI): assessment of reliability in atopic dermatitis. EASI Evaluator Group. *Exp Dermatol*. 2001; 10: 11-18.

3) Schmitt J, et al. Assessment of clinical signs of atopic dermatitis: a systematic review and recommendation. *J Allergy Clin Immunol*. 2013; 132: 1337-1347.

4) Schmitt J, et al. The Harmonising Outcome Measures for Eczema (HOME) statement to assess clinical signs of atopic eczema in trials. *J Allergy Clin Immunol*. 2014; 134: 800-807.

5) 厚生労働省. 最適使用推進ガイドライン デュピルマブ（遺伝子組換え）～アトピー性皮膚炎～. 平成30年4月（令和5年9月改訂）. https://www.pmda.go.jp/files/000264510.pdf（2024.9.28 アクセス）

6) 厚生労働省. 最適使用推進ガイドライン バリシチニブ～アトピー性皮膚炎～. 令和2年12月（令和6年3月改訂）. https://www.pmda.go.jp/files/000267565.pdf（2024.9.28 アクセス）

7) 佐伯秀久, 他. アトピー性皮膚炎診療ガイドライン 2024. 日本皮膚科学会雑誌. 2024; 134: 2741-2843.

8) 佐伯秀久, 他. アトピー性皮膚炎診療ガイドライン 2024. アレルギー. 2024; 73: inpress.

3. 患者や家族による症状の評価

❶ 皮膚症状、QoL の評価法：POEM、PO-SCORAD、RECAP、ADCT

アトピー性皮膚炎診療において、適切な治療選択のためには、医師の評価に加えて、患者自身や患者の保護者の評価が非常に重要である。

患者または患者の保護者が症状を評価する指標としては、The Patient Oriented Eczema Measure（POEM）がよく用いられる（**表Ⅲ-3**）[1~3]。痒みや睡眠障害、5つのさまざまな皮膚の状態についての計7つの質問からなり、Harmonising Outcome Measures for Eczema（HOME）によって推奨されている。

また、患者または患者の保護者が記入する Patient-Oriented SCORAD（PO-SCORAD）も報告されている[4]。PO-SCORAD では、皮膚炎の範囲と重症度、皮膚炎がない部分の乾燥状態、痒みや睡眠障害を評価する。さらに最近、アトピー性皮膚炎のコントロール状態を包括的に患者が評価する Recap of Atopic Eczema（RECAP）、Atopic Dermatitis Control Test（ADCT）といった指標が開発され[5,6]、長期コントロールを評価する指標として HOME によって推奨されている[7]。どちらも皮膚症状や痒み、睡眠障害、日常生活や精神面への影響についての質問票である。なお、ADCT は日本語版が作成されており、下記のウェブサイトでスコア表がダウンロード可能である。

https://www.adcontroltool.com/adct-downloads1

ADCT の小児用は現在作成中で、日本語翻訳作業が進行中である。RECAP は最近、成人用、小児用ともに日本語版が作成された（**表Ⅲ-4**）[8]。

❷ 痒みの評価法：VAS、NRS、VRS

患者 QoL を著しく障害する自覚症状である痒みの評価も重要である。小児において、痒みを自身で表現・評価できない場合には、掻破行動やその痕跡を観察することで痒みの程度を間接的に評価できる。例えば、乳児は痒みを感じると、抱っこしている保護者に顔を擦りつける。爪を観察し、爪縁内の痂皮や血痂の貯留は掻破を示唆する所見である。掻破痕からの出血や浸出液が肌着や寝具に付着する頻度や程度からも痒みの程度を想像できる。

痒みの強さを主観的に評価する方法として、Numerical Rating Scale（NRS）や Visual

Ⅲ 鑑別診断 重症度評価

表Ⅲ-3 POEM 質問票（小児用）

以下は、あなたのお子さんの湿疹についての 7 つの質問です。各質問に対し、回答を一つ選んでください。回答できない質問があった場合は、空白のままにしてください。

1) 最近 1 週間のうち、湿疹のために皮膚が痒かった日は何日ありましたか？

☐ なし（0日）　☐ 1〜2日　☐ 3〜4日　☐ 5〜6日　☐ 毎日（7日）

2) 最近 1 週間のうち、湿疹のために睡眠が妨げられた日は何日ありましたか？

☐ なし（0日）　☐ 1〜2日　☐ 3〜4日　☐ 5〜6日　☐ 毎日（7日）

3) 最近 1 週間のうち、湿疹のために皮膚から血が出ていた日は何日ありましたか？

☐ なし（0日）　☐ 1〜2日　☐ 3〜4日　☐ 5〜6日　☐ 毎日（7日）

4) 最近 1 週間のうち、湿疹のために皮膚から透明な液がしみ出たり、したたり落ちていた日は何日ありましたか？

☐ なし（0日）　☐ 1〜2日　☐ 3〜4日　☐ 5〜6日　☐ 毎日（7日）

5) 最近 1 週間のうち、湿疹のために皮膚がひび割れていた日は何日ありましたか？

☐ なし（0日）　☐ 1〜2日　☐ 3〜4日　☐ 5〜6日　☐ 毎日（7日）

6) 最近 1 週間のうち、湿疹のために皮膚がボロボロとはがれ落ちていた日は何日ありましたか？

☐ なし（0日）　☐ 1〜2日　☐ 3〜4日　☐ 5〜6日　☐ 毎日（7日）

7) 最近 1 週間のうち、湿疹のために皮膚が乾燥したり、ザラザラしていると感じた日は何日ありましたか？

☐ なし（0日）　☐ 1〜2日　☐ 3〜4日　☐ 5〜6日　☐ 毎日（7日）

Total POEM score（総点28） _____

https://www.nottingham.ac.uk/research/groups/cebd/resources/poem.aspx
（国立成育医療研究センターアレルギー科による日本語版）

3. 患者や家族による症状の評価

表Ⅲ-4　RECAP ―アトピー性皮膚炎のふり返り― 小児用

RECAP ―アトピー性皮膚炎のふり返り―

以下の質問により、あなたから見たこの1週間のお子さんのアトピー性皮膚炎の状態を把握することができます。各質問には一つだけお答えください。すべての質問に答えるようにしてください。ただし、答えられない場合は空欄にしてください。

1. この1週間、湿疹の状態はどうでしたか？

| とても良い | 良い | まあまあ | 悪い | とても悪い |

2. この1週間で、湿疹が原因で皮膚が痒くなった日は何日ありましたか？

| 0日 | 1-2日 | 3-4日 | 5-6日 | 毎日 |

3. この1週間で、湿疹が原因で皮膚が激しく痒くなった日は何日ありましたか？

| 0日 | 1-2日 | 3-4日 | 5-6日 | 毎日 |

4. この1週間、湿疹がどのくらいお子さんの睡眠の妨げになりましたか？

| 全くない | 少し | ある程度 | とても | 完全に |

5. この1週間、湿疹がどのくらいお子さんの日常生活に支障をきたしましたか？

| 全くない | 少し | ある程度 | とても | 完全に |

6. この1週間で、湿疹がお子さんの気持ちに影響を与えた日は何日ありましたか？

| 0日 | 1-2日 | 3-4日 | 5-6日 | 毎日 |

7. この1週間の湿疹の状態は、あなたにとってどのくらい許容できるものでしたか？

| 全く問題ない | ほとんど問題ない | ある程度許容できる | あまり許容できない | 全く許容できない |

（文献8より引用）

Analogue Scale（VAS）のほか、Verbal Rating Scale（VRS）、掻破行動の程度や痒みの程度を評価する Behavioral Rating Scale、5D-itch Scale が用いられる[9, 10]。

　特に NRS が用いられることが多く、「0＝痒みなし」から「10＝想像できる最も強い痒み」の11段階の数値で患者自身が評価する。HOME では、臨床試験においては過去24時間の最大の痒み NRS が推奨されている。VAS は 10cm の長さの線の両端に「痒みなし（0）」と「想像できる最も強い痒み（10cm）」を配置し、患者が線上に1か所印をつけて、痒みなしからその部位までの長さを測り評価する方法である。VRS は、痒みの程度を言葉で表して評価する方法である。

Japanese guidance for the prevention and treatment of pediatric atopic dermatitis

参考文献

1) Charman CR, et al. The patient-oriented eczema measure: development and initial validation of a new tool for measuring atopic eczema severity from the patients' perspective. *Arch Dermatol*. 2004; 140: 1513-1519.

2) Charman CR, et al. Translating Patient-Oriented Eczema Measure (POEM) scores into clinical practice by suggesting severity strata derived using anchor-based methods. *Br J Dermatol*. 2013; 169: 1326-1332.

3) Gaunt DM, et al. The Patient-Oriented Eczema Measure in young children: responsiveness and minimal clinically important difference. *Allergy*. 2016; 71: 1620-1625.

4) Stalder JF, et al. Patient-Oriented SCORAD (PO-SCORAD): a new self-assessment scale in atopic dermatitis validated in Europe. *Allergy*. 2011; 66: 1114-1121.

5) Howells L, et al. Development and initial testing of a new instrument to measure the experience of eczema control in adults and children: Recap of atopic eczema (RECAP). *Br J Dermatol*. 2020; 183: 524-536.

6) Pariser DM, et al. Evaluating patient-perceived control of atopic dermatitis: design, validation, and scoring of the Atopic Dermatitis Control Tool (ADCT). *Curr Med Res Opin*. 2019; 12: 1-10.

7) Thomas KS, et al. Recommended core outcome instruments for health-related quality of life, long-term control and itch intensity in atopic eczema trials: results of the HOME VII consensus meeting. *Br J Dermatol*. 2021; 185: 139-146.
http://www.homeforeczema.org/research/long-term-control.aspx

8) 糸永宇慧, 他. アトピー性皮膚炎の長期コントロール指標 Recap of atopic eczema (RECAP) の日本語版の作成と言語検証. アレルギー. 2023; 72: 1240-1247.

9) 川島 眞, 他. 掻痒の程度の新しい判定基準を用いた患者日誌の使用経験. 臨床皮膚科. 2002; 56: 692-697.

10) 江畑俊哉, 他. 5D itch scale 日本語版の作成. 日本皮膚科学会雑誌. 2015; 125: 1035-1040.

4. 患児と家族の QoL

❶ QPCAD、QP9、CDLQI、IDQOL、DFI

アトピー性皮膚炎は患児の生活の質（quality of life, QoL）のみならず、その家族、親の QoL にも大きな影響を及ぼす[1]。アトピー性皮膚炎の影響による QoL の障害を評価するために、Patient-Reported Outcome Measure（PROM）、いわゆる患者報告式アウトカム尺度が用いられるが、小児期に限定しても多くの PROM が開発されている[2]。

（1）QPCAD[3]

Kondo-Endo らが国内で開発したアトピー性皮膚炎乳幼児患者の養育者を対象とした QoL 評価尺度である。19 の質問項目からなり、「疲労症状」「アトピー性皮膚炎に関する心配」「家族の協力」「達成」の 4 つの下位尺度を構成する。アトピー性皮膚炎の負の側面のみならず「家族の協力」や「達成」といった肯定的側面が項目に含まれる点が特徴といえる。

QPCAD のスコアはアトピー性皮膚炎の重症度スコアと有意に相関することが示されている（**表Ⅲ-5**）。

（2）QP9[4]

QPCAD は比較的簡潔な PROM といえるが、回答者のさらなる負担軽減、実地医療における QoL 評価の促進と普及のために QPCAD を簡略化した QP9 が開発された。下位尺度は QPCAD と同一であり、質問数は 9 問である。QP9 のスコアはアトピー性皮膚炎重症度と関連し、なおかつその変化量とアトピー性皮膚炎重症度変化量との間にも有意な関連が認められている（**表Ⅲ-6**）。

（3）CDLQI[5]

成人アトピー性皮膚炎の QoL 評価尺度である DLQI の小児用として英国で開発された。患児自身が回答する自記式であり 4〜16 歳が対象となる。「症状」「感情」「学校生活」などに関する 10 の質問から構成されている（**表Ⅲ-7**）。

III 鑑別診断　重症度評価

表III-5　QPCAD

あなたのお子様がアトピー性皮膚炎をもつために、以下のことがらが<u>過去1週間の</u>あなたにどの程度あてはまりますか。それぞれの質問について最もあてはまるものを、0（まったくあてはまらない）〜4（非常によくあてはまる）から一つ選び、その番号に○をつけて下さい。

		まったくあてはまらない	わずかにあてはまる	多少あてはまる	かなりあてはまる	非常によくあてはまる
1	私は、疲れを感じる	0	1	2	3	4
2	私は、風邪、体重変動、頭痛や腰痛といった体調不良になる	0	1	2	3	4
3	私は、休む時間が欲しい	0	1	2	3	4
4	私は、イライラする	0	1	2	3	4
5	私は、子どもを世話した後には他の家族のための時間がほとんどないと思う	0	1	2	3	4
6	私は、子どものために予定を変更しなくてはならない	0	1	2	3	4
7	私は、自分の生活がアトピー性皮膚炎の子どもを中心にまわっていると思う	0	1	2	3	4
8	私は、子どものアトピー性皮膚炎が気がかりだ	0	1	2	3	4
9	私は、子どものアトピー性皮膚炎が将来治るか心配だ	0	1	2	3	4
10	私は、アトピー性皮膚炎が子どもの成長に影響しないか心配だ	0	1	2	3	4
11	私は、子どもが大人になったときの容貌が心配だ	0	1	2	3	4
12	私は、子どもが皮膚をかいているのを見るのがつらい	0	1	2	3	4
13	私は、病院でもらうアトピー性皮膚炎の治療薬の安全性が心配だ	0	1	2	3	4
14	私は、家族が子どものケアに関心があると思う	0	1	2	3	4
15	私は、家族が子どものケアに協力してくれていると思う	0	1	2	3	4
16	私と家族は、一緒に子供の問題を話し合う	0	1	2	3	4
17	私は、子どもの養育を通して人間的に成長したと思う	0	1	2	3	4
18	私は、子どもの病気の管理を学ぶので、自分を誇らしく思う	0	1	2	3	4
19	私は、子どものアトピー性皮膚炎を上手くコントロールしていると思う	0	1	2	3	4

無断転載・使用禁止　© 中川秀己

QPCAD を使用される場合は、東京慈恵会医科大学皮膚科学教室 教授 中川秀己および公益財団法人パブリックヘルスリサーチセンターヘルスアウトカムリサーチ支援事業事務局 TEL：03-5287-2636 https://www.phrf.jp/csp/csp-hor/index までご連絡ください。

表III-6　QP9

あなたのお子様がアトピー性皮膚炎をもつために、下記のことがらが過去1週間のあなたにどの程度あてはまりますか。それぞれの質問について最もあてはまるものを、0（まったくあてはまらない）〜4（非常によくあてはまる）から一つ選び、その番号に○をつけて下さい。

		まったくあてはまらない	わずかにあてはまる	多少あてはまる	かなりあてはまる	非常によくあてはまる
1	私は、疲れを感じる	0	1	2	3	4
2	私は、休み時間が欲しい	0	1	2	3	4
3	私は、子どものアトピー性皮膚炎が気がかりだ	0	1	2	3	4
4	私は、子どものアトピー性皮膚炎が将来治るか心配だ	0	1	2	3	4
5	私は、病院でもらうアトピー性皮膚炎の治療薬の安全性が心配だ	0	1	2	3	4
6	私は、家族が子どものケアに関心があると思う	0	1	2	3	4
7	私は、家族が子どものケアに協力してくれていると思う	0	1	2	3	4
8	私は、子どもの病気の管理を学ぶので自分を誇らしく思う	0	1	2	3	4
9	私は、子どものアトピー性皮膚炎を上手くコントロールしていると思う	0	1	2	3	4

QP9 を診療や学術研究に個人や非営利団体が使用する場合は無償利用可。
営利企業等が使用する場合は国立成育医療研究センター研究医療課知財担当にご連絡ください。

4. 患児と家族の QoL

表Ⅲ-7　CDLQI

この質問（しつもん）の目的（もくてき）はこの1週間（いっしゅうかん）のあいだに、あなたが皮膚（ひふ）の問題（もんだい）でどのくらい困（こま）ったかをしらべることです。それぞれの質問（しつもん）にあてはまる答（こたえ）を一つだけえらんで四角（しかく）のところに✓をつけてください。

1.	この1週間（いっしゅうかん）、どのくらい皮膚（ひふ）が**かゆくて、ひっかきたくて、ひりひりして、痛（いた）かった**ですか。	ものすごく ☐ かなり ☐ すこし ☐ ぜんぜん ☐
2.	この1週間（いっしゅうかん）、どのくらい皮膚（ひふ）のせいで**恥（は）ずかしかったり、気（き）になったり、怒（おこ）りたくなったり、悲（かな）しくなったり**しましたか。	ものすごく ☐ かなり ☐ すこし ☐ ぜんぜん ☐
3.	この1週間（いっしゅうかん）、どのくらい皮膚（ひふ）のことが**友（とも）だち関係（かんけい）**に影響（えいきょう）しましたか。	ものすごく ☐ かなり ☐ すこし ☐ ぜんぜん ☐
4.	この1週間（いっしゅうかん）、どのくらい皮膚（ひふ）のせいで普通と**違（ちが）う特別（とくべつ）な服（ふく）や靴（くつ）**を使ったり変えたりしましたか。	ものすごく ☐ かなり ☐ すこし ☐ ぜんぜん ☐
5.	この1週間（いっしゅうかん）、どのくらい皮膚（ひふ）の問題（もんだい）が**外（そと）に出（で）かけること**や、**遊（あそ）ぶことや趣味（しゅみ）**に影響（えいきょう）しましたか。	ものすごく ☐ かなり ☐ すこし ☐ ぜんぜん ☐
6.	この1週間（いっしゅうかん）、どのくらい皮膚（ひふ）の問題（もんだい）で**水泳（すいえい）や運動（うんどう）**を中止（ちゅうし）しましたか。	ものすごく ☐ かなり ☐ すこし ☐ ぜんぜん ☐
7.	先週（せんしゅう）は： 学校（がっこう）がありましたか。 ⇒ それとも 休（やす）み期間（きかん）でしたか。 ⇒	**学校（がっこう）があった人（ひと）は：** この1週間（いっしゅうかん）、皮膚（ひふ）の問題（もんだい）のせいで、**学校（がっこう）の勉強（べんきょう）**にどのくらい影響（えいきょう）がでましたか。 学校に行けなかった ☐ ものすごく ☐ かなり ☐ すこし ☐ ぜんぜん ☐ **休み期間だったひとは：** この1週間（いっしゅうかん）、皮膚（ひふ）の問題（もんだい）で**休日（きゅうじつ）**の楽しみがどのくらいだめになりましたか。 ものすごく ☐ かなり ☐ すこし ☐ ぜんぜん ☐
8.	この1週間（いっしゅうかん）、皮膚（ひふ）のせいで**悪口（わるぐち）を言われたり、からかわれたり、いじめられたり、質問（しつもん）されたり、避（さ）けられたり**などのいやなことがどのくらいありましたか。	ものすごく ☐ かなり ☐ すこし ☐ ぜんぜん ☐
9.	この1週間（いっしゅうかん）、皮膚（ひふ）の問題（もんだい）でどのくらい**眠（ねむ）れません**でしたか。	ものすごく ☐ かなり ☐ すこし ☐ ぜんぜん ☐
10.	この1週間（いっしゅうかん）、皮膚（ひふ）の**治療（ちりょう）**はどのくらいたいへんでしたか。	ものすごく ☐ かなり ☐ すこし ☐ ぜんぜん ☐

使用許諾は、下記にお問い合わせください。
https://www.cardiff.ac.uk/medicine/resources/quality-of-life-questionnaires

（4）IDQOL [6]

　4歳未満のアトピー性皮膚炎児を対象とした尺度である。英国で開発された。「症状」「機嫌」「睡眠」「遊び」「家族の活動」「食事」「治療」「衣服」「入浴」に関する11の質問からなる（**表Ⅲ-8**）。

表Ⅲ-8　IDQOL：4歳未満のお子さま用QOL

この質問票の目的は、あなたのお子さまの湿疹（皮膚炎）がどのようであったかを記録することです。どの質問もこの1週間だけに関してのことです。それぞれの質問項目に当てはまる答えを一つだけ選び□の中にチェック（✓）をつけて下さい。

湿疹の程度

　1.　この1週間、お子さまの湿疹の程度はどのくらいでしたか。
（例えば、赤み、ふけ、炎症、広がり、などについて）
　　　□極端にひどい　　　□ひどい　　　□変わらない　　　□まあまあよい　　　□全くなし

生活の質への影響

　2.　この1週間、お子さまはどれくらい痒（かゆ）がったり、引っ掻いたりしましたか。
　　　□ずっと　　　□かなり　　　□少し　　　□全くなし

　3.　この1週間、お子さまの機嫌はいかがでしたか。
　　　□いつも泣いていた／極めて難しかった　　　□かなりぐずった
　　　□ややぐずった　　　□機嫌がよかった

　4.　この1週間、夜お子さまを寝かしつけるのに大体どのくらい時間がかかりましたか。
　　　□2時間以上　　　□1〜2時間　　　□15分〜1時間　　　□0〜15分

　5.　この1週間、お子さまの眠りが妨げられた時間は、毎晩平均どれくらいでしたか。
　　　□5時間以上　　　□3〜4時間　　　□1〜2時間　　　□1時間未満

　6.　この1週間、湿疹のせいで、お子さまが遊んだり、水泳をしたりするのに支障がありましたか。
　　　□大変あった　　　□結構あった　　　□少しあった　　　□全くなかった

　7.　この1週間、湿疹のせいで、お子さまが、そのほかの家族の活動に参加したり、楽しんだりすることに支障はありましたか。
　　　□大変あった　　　□結構あった　　　□少しあった　　　□全くなかった

　8.　この1週間、湿疹のせいで、食事時に、お子さまになにか問題はありましたか。
　　　□大変あった　　　□結構あった　　　□少しあった　　　□全くなかった

　9.　この1週間、治療によってお子さまになにか問題がありましたか。
　　　□大変あった　　　□結構あった　　　□少しあった　　　□全くなかった

　10.　この1週間、湿疹のせいで、お子さまの着衣や脱衣が不快だったということはありましたか。
　　　□大変あった　　　□結構あった　　　□少しあった　　　□全くなかった

　11.　この1週間、お子さまの湿疹がどの程度入浴時に問題となりましたか。
　　　□大変あった　　　□結構あった　　　□少しあった　　　□全くなかった

使用許諾は、下記にお問い合わせください。
https://www.cardiff.ac.uk/medicine/resources/quality-of-life-questionnaires

（5）DFI[7]

英国で開発された評価尺度で養育者が回答する。「家事」「食事準備」「食事」「睡眠」「家族のレジャー活動」「買い物」「支出」「疲労」「精神的苦痛」「人間関係」に関する10問からなる（表Ⅲ-9）。

表Ⅲ-9　DFI：保護者用QOL

この質問票の目的はお子さまの皮膚の問題があなたやご家族にこの1週間どのくらい影響したかを調べることです。
それぞれの質問項目に当てはまる答えを一つだけ選び□の中にチェック（✓）をつけて下さい。

1. お子さまに湿疹があることで、この1週間の家事、例えば洗濯や掃除にどの程度の影響がありましたか。
   □ものすごく　　□かなり　　□すこし　　□全くない

2. お子さまに湿疹があることで、この1週間、食事の支度をしたり食べさせたりするのにどの程度の影響がありましたか。
   □ものすごく　　□かなり　　□すこし　　□全くない

3. お子さまに湿疹があることで、この1週間、本人以外の家族の睡眠にどの程度の影響がありましたか。
   □ものすごく　　□かなり　　□すこし　　□全くない

4. お子さまに湿疹があることで、この1週間、家族の余暇活動にどの程度の影響がありましたか。
   □ものすごく　　□かなり　　□すこし　　□全くない

5. お子さまに湿疹があることで、この1週間、家族の買い物に使う時間にどの程度の影響がありましたか。
   □ものすごく　　□かなり　　□すこし　　□全くない

6. お子さまに湿疹があることで、この1週間、治療費や衣服費その他の費用など貴方の出費にどの程度の影響がありましたか。
   □ものすごく　　□かなり　　□すこし　　□全くない

7. お子さまに湿疹があることで、この1週間、ご両親（養育者）の疲労や消耗にどの程度の影響がありましたか。
   □ものすごく　　□かなり　　□すこし　　□全くない

8. お子さまに湿疹があることで、この1週間、ご両親（養育者）に抑鬱や欲求不満や罪悪感など嫌な気持ちが生じることにどの程度の影響がありましたか。
   □ものすごく　　□かなり　　□すこし　　□全くない

9. お子さまに湿疹があることで、この1週間、主にお子さまのお世話をしている方（例：母など）とその方のパートナーとの関係、あるいは他の子どもとの関係にどの程度の影響がありましたか。
   □ものすごく　　□かなり　　□すこし　　□全くない

10. お子さまの治療に関係したことが、この1週間、主にお子さまのお世話をしている方の生活にどの程度影響しましたか。
    □ものすごく　　□かなり　　□すこし　　□全くない

使用許諾は、下記にお問い合わせください。
https://www.cardiff.ac.uk/medicine/resources/quality-of-life-questionnaires

Ⅲ 鑑別診断　重症度評価

❷ QoL 評価質問票使用にあたって

　小児アトピー性皮膚炎において患児・家族の QoL を評価することは有用である。

　一方で、現状においては著作権の制約があるため、これらの質問紙を使用することは容易ではない。5つの日本語版アウトカム尺度に関連する和文論文は少なく、診療目的や研究目的であれば、容易に使用できる環境整備の早期実現が期待されている。

　これらの QoL 尺度は、小児科医、皮膚科医が治療方針を立てる際に、アトピー性皮膚炎の長期的、包括的なコントロール状態の改善の参考となる。QoL の改善という共通目標に向かい、医師、医療スタッフ、家族そして患者自身が力を合わせれば、最良の管理が可能となる。しかし現状では、どの PROM を用い、どう使い分けるべきかの根拠や基準は存在していない。

参考文献

1) Drucker AM, et al. The burden of atopic dermatitis: summary of a report for the National Eczema Association. *J Invest Dermatol*. 2017; 137: 26-30.
2) Gabes M, et al. Measurement properties of quality-of-life outcome measures for children and adults with eczema: A systematic review update 2.0. *Pediatr Allergy Immunol*. 2023; 34: e13934.
3) Kondo-Endo K, et al. Development and validation of a questionnaire measuring quality of life in primary caregivers of children with atopic dermatitis (QPCAD). *Br J Dermatol*. 2009; 161: 617-625.
4) 勝沼俊雄, 他. 小児アトピー性皮膚炎患者養育者の Quality of Life 調査票短縮版 (QP9) の開発と臨床的評価. アレルギー. 2013; 62: 33-46.
5) Lewis-Jones MS, et al. The Children's Dermatology Life Quality Index (CDLQI): initial validation and practical use. *Br J Dermatol*. 1995; 132: 942-949.
6) Lewis-Jones MS, et al. The Infants' Dermatitis Quality of Life Index. *Br J Dermatol*. 2001; 144: 104-110.
7) Lawson V, et al. The family impact of childhood atopic dermatitis: the Dermatitis Family Impact questionnaire. *Br J Dermatol*. 1998; 138: 107-113.

5. バイオマーカー

❶ 血清 TARC 値

Thymus and activation regulated chemokine（TARC：CCL17）は、Th2 細胞上のケモカイン受容体 CCR4 と結合するリガンドである。TARC は皮膚の表皮角化細胞[1]、血管内皮細胞、線維芽細胞[2] などから産生され、病変部に CCR4 陽性 Th2 細胞を遊走させることにより 2 型炎症を引き起こす[3]。血清 TARC 値はアトピー性皮膚炎の重症度に一致して上昇し、血清総 IgE 値、血清 LD（LDH）値、末梢血好酸球数と比べて、病勢をより鋭敏に反映する[4,5]。小児では年齢により基準範囲が異なる（**表Ⅲ-10**）[6,7]。

血清 TARC 値の測定により、客観的に病勢を患者・保護者と共有することができ、アドヒアランスや治療薬を見直すことにより、より質の高い診療を行うことが期待できる。保険適用があるが、血清 SCCA2（squamous cell carcinoma antigen 2）値を同一月中に測定した場合は主たるもののみ算定される。なお、ネモリズマブで治療した際には、臨床症状の推移とは相関なく血清 TARC 値が一過性に上がることがあるので注意が必要である[8]。血清 TARC 値が上昇する他の疾患として、皮膚 T 細胞リンパ腫、水疱性類天疱瘡[3]、川崎病[9]、食物蛋白誘発胃腸炎症候群[10]、重症の COVID-19[11] などがある。

❷ 血清 SCCA2 値

SCCA2 は、子宮頸癌で初めて同定されてからいくつかの扁平上皮癌のモニタリングに利用されてきたが、2 型炎症を主導する IL-4、IL-13 により誘導される分子であることが明らかとなり[12]、アトピー性皮膚炎でも重要なバイオマーカーとして臨床的検討が行われてきた。

15 歳以下の小児において、EASI や SCORAD の重症度スコアと高い相関が示されている[13~15]。血清総 IgE 値や末梢血好酸球数などと異なり、気管支喘息やアレルギー性鼻炎に比較して特に高値となり、アトピー性皮膚炎の特異性が高い[16]。基準範囲は年齢によらず単一である。15 歳以下の小児で月 1 回を限度として保険適用があるが、同一月内の測定は血清 TARC 値と両立した算定はできないため、いずれかを選択する。血清 SCCA2 値が上昇する他の疾患として、子宮頸癌、食道癌、頭頸部癌などの各種扁平上皮癌[17]、乾癬[18]、扁平苔癬[19] などがある。

Ⅲ 鑑別診断 重症度評価

表Ⅲ-10 アトピー性皮膚炎の診断／病勢判定の参考となるバイオマーカー

マーカー	上昇のメカニズム	基準値（上限）	臨床的な意義
血清 TARC 値	Th2 細胞を遊走させるケモカイン ケラチノサイトなどから産生される	6 ～ 12 か月未満： 　　　　　< 1,367 pg/mL 1 ～ 2 歳未満： 　　　　　< 998 pg/mL 2 ～ 15 歳未満： 　　　　　< 743 pg/mL 成人：< 450 pg/mL	アトピー性皮膚炎の病勢を好酸球や LDH よりも鋭敏に反映する アトピー性皮膚炎のマーカーとして保険適用*
血清 SCCA2 値	Th2 サイトカインにより上皮細胞から産生される	< 1.6 ng/mL	アトピー性皮膚炎の病勢を鋭敏に反映する 15 歳以下のアトピー性皮膚炎のマーカーとして保険適用*
血清総 IgE 値	Th2 活性が過剰な免疫状態（IL-4 高値）で、産生が亢進する	明確な基準値はない 500IU/mL 以上の高値はアトピー性皮膚炎で多い	アレルギー素因を示す 長期の経過における病勢を反映する
血清特異的 IgE 値	同上のメカニズムで産生される、アレルゲンに対する特異的抗体	検出されることは当該アレルゲンに感作があることを示す	必ずしも感作＝原因ではない 原因アレルゲンの同定には詳細な問診が重要
血清 LD (LDH) 値	細胞傷害により遊離される	0 ～ 2 歳：<400 IU/L 2 ～ 6 歳：<300 IU/L 6 ～ 12 歳：<270 IU/L 13 歳～：<250 IU/L	アトピー性皮膚炎の病勢を反映する
末梢血好酸球数	IL-5 により骨髄より産生誘導される	明確な基準値はなく、臨床研究のアウトカムとされるカットオフはさまざま（300/mm³ 以上など）	アトピー性皮膚炎の病勢を反映する

* 月 1 回を限度として算定できる。血清 TARC 値、血清 SCCA2 値を同一月中に測定した場合は主たるもののみ算定される。

（文献 6, 7 より改変）

❸ 血清総 IgE 値

　血清総 IgE 値は、アレルギー疾患患者で高値となり、アレルギー素因を反映すると考えられている。基準範囲は低年齢では低値となるが、全年齢を通じてアトピー性皮膚炎の病勢を示す明確なカットオフ値はない。短期的な病勢の変化は反映しないため、短期間で連続して評価する必要はないが、重症であった例が数か月以上コントロールされた場合などには低下するため、長期的なコントロールの指標にはなり得る[20]。アトピー性皮膚炎患者の約

44 ● 小児のためのアトピー性皮膚炎の予防と治療の手引き

20% は血清総 IgE 値の上昇を認めない[21] ことにも留意する。アレルギー性鼻炎などアトピー性皮膚炎以外のアレルギー疾患の病勢も影響するため、総合的に判断する。

❹ 血清特異的 IgE 値

アトピー性皮膚炎ではダニ、花粉、真菌、食物など複数のアレルゲンに対して感作されていることが多い。血清特異的 IgE 値は悪化要因を検索する上で参考になるが、病勢の指標としては適さない。特異的 IgE 抗体陽性と症状誘発に必ずしも因果関係がないこともしばしばあり、特に食物アレルギーにおいては安易に食物除去をすべきではなく、詳細な問診や食物経口負荷試験などで総合的に評価を行う。

❺ 血清 LD（LDH）値

皮膚の炎症に伴う組織障害により細胞内の LD が逸脱し血清 LD 値が上昇する。重症例では病勢のバイオマーカーになる。他疾患による組織障害でも上昇するため、皮膚が改善した後も高値の場合は鑑別を行う。小児では生理的に高値となっており、年齢により基準範囲が異なる（**表Ⅲ-10**）。

❻ 末梢血好酸球数

好酸球は主に IL-5 により分化、増殖が促進され、皮膚の 2 型炎症を反映する。アレルギー素因を反映し、病勢のバイオマーカーになり得るが、血清総 IgE 値と同様にアトピー性皮膚炎以外のアレルギー疾患の病勢も影響するため、総合的に判断する。

参考文献

1) Horikawa T, et al. IFN-gamma-inducible expression of thymus and activation-regulated chemokine/CCL17 and macrophage-derived chemokine/CCL22 in epidermal keratinocytes and their roles in atopic dermatitis. *Int Immunol*. 2002; 14: 767-773.
2) Shoda T, et al. Expression of thymus and activation-regulated chemokine (TARC) by human dermal cells, but not epidermal keratinocytes. *J Dermatol Sci*. 2014; 76: 90-95.
3) Saeki H, et al. Thymus and activation regulated chemokine (TARC)/CCL17 and skin diseases. *J Dermatol Sci*. 2006; 43: 75-84.
4) 玉置邦彦, 他. アトピー性皮膚炎の病勢指標としての血清 TARC/CCL17 値についての臨床的検討. 日本皮膚科学会雑誌. 2006; 116: 27-39.
5) 藤澤隆夫, 他. 小児アトピー性皮膚炎の病勢評価マーカーとしての血清 TARC/CCL17 の臨床的有用性. 日本小児アレルギー学会誌. 2005; 19: 744-757.
6) 佐伯秀久, 他. アトピー性皮膚炎診療ガイドライン 2024. 日本皮膚科学会雑誌. 2024; 134: 2741-2843.
7) 佐伯秀久, 他. アトピー性皮膚炎診療ガイドライン 2024. アレルギー. 2024; 73: inpress.

8) Kabashima K, et al. Trial of Nemolizumab and Topical Agents for Atopic Dermatitis with Pruritus. *N Engl J Med*. 2020; 383: 141-150.

9) Lee CP, et al. TARC/CCL17 gene polymorphisms and expression associated with susceptibility and coronary artery aneurysm formation in Kawasaki disease. *Pediatr Res*. 2013; 74: 545-551.

10) Makita E, et al. Usefulness of thymus and activation-regulated chemokine (TARC) for FPIES diagnosis. *Pediatr Allergy Immunol*. 2022; 33: e13649.

11) Sugiyama M, et al. Serum CCL17 level becomes a predictive marker to distinguish between mild/moderate and severe/critical disease in patients with COVID-19. *Gene*. 2021; 766: 145145.

12) Yuyama N, et al. Analysis of novel disease-related genes in bronchial asthma. *Cytokine*. 2002; 19: 287-296.

13) Nagao M, et al. SCCA2 is a reliable biomarker for evaluating pediatric atopic dermatitis. *J Allergy Clin Immunol*. 2018; 141: 1934-1936 .

14) Takeuchi S, et al. Serum squamous cell carcinoma antigen (SCCA)-2 correlates with clinical severity of pediatric atopic dermatitis in Ishigaki cohort. *J Dermatol Sci*. 2019; 95: 70-75.

15) Okawa T, et al. Serum levels of squamous cell carcinoma antigens 1 and 2 reflect disease severity and clinical type of atopic dermatitis in adult patients. *Allergol Int*. 2018; 67: 124-130.

16) Hirayama J, et al. Squamous cell carcinoma antigens are sensitive biomarkers for atopic dermatitis in children and adolescents: a cross-sectional study. *Asia Pac Allergy*. 2021; 11: e42.

17) Gadducci A, et al. The serum assay of tumour markers in the prognostic evaluation, treatment monitoring and follow-up of patients with cervical cancer: a review of the literature. *Crit Rev Oncol Hematol*. 2008; 66: 10-20.

18) Watanabe Y, et al. Elevation of serum squamous cell carcinoma antigen 2 in patients with psoriasis: associations with disease severity and response to the treatment. *Br J Dermatol*. 2016; 174: 1327-1336.

19) Khattab FM, et al. Measurement of squamous cell carcinoma antigen 2 in lichen planus patients. *J Cosmet Dermatol*. 2020; 19: 1780-1784.

20) Fukuie T, et al. Proactive treatment appears to decrease serum immunoglobulin-E levels in patients with severe atopic dermatitis. *Br J Dermatol*. 2010; 163: 1127-1129.

21) Tokura Y. Extrinsic and intrinsic types of atopic dermatitis. *J Dermatol Sci*. 2010; 58: 1-7.

薬物療法

1. ステロイド外用薬

❶ ステロイド外用薬の強さと選択

　ステロイド外用薬はそれぞれの薬剤ごとに強さが異なり（**表Ⅳ-1**）、アトピー性皮膚炎を含む湿疹・皮膚炎群に分類される皮膚疾患の治療の基本となる薬剤である。ステロイド外用薬は部位により、吸収しやすさが異なる。また、年齢が低いほど薬剤の経皮吸収が良く、成人と比べて短期間でステロイド外用薬の効果が表れやすい反面、長期連用による副作用が出

表Ⅳ-1　ステロイド外用薬のランク

ストロンゲスト（Ⅰ群）	
0.05%	クロベタゾールプロピオン酸エステル（デルモベート®）
0.05%	ジフロラゾン酢酸エステル（ダイアコート®）

ベリーストロング（Ⅱ群）	
0.1%	モメタゾンフランカルボン酸エステル（フルメタ®）
0.05%	ベタメタゾン酪酸エステルプロピオン酸エステル（アンテベート®）
0.05%	フルオシノニド（トプシム®）
0.064%	ベタメタゾンジプロピオン酸エステル（リンデロン®-DP）
0.05%	ジフルプレドナート（マイザー®）
0.1%	アムシノニド（ビスダーム®）
0.1%	ジフルコルトロン吉草酸エステル（テクスメテン®、ネリゾナ®）
0.1%	酪酸プロピオン酸ヒドロコルチゾン（パンデル®）

ストロング（Ⅲ群）	
0.3%	デプロドンプロピオン酸エステル（エクラー®）
0.1%	デキサメタゾンプロピオン酸エステル（メサデルム®）
0.12%	デキサメタゾン吉草酸エステル（ボアラ®、ザルックス®）
0.12%	ベタメタゾン吉草酸エステル（ベトネベート®、リンデロン®-V）
0.025%	フルオシノロンアセトニド（フルコート®）

ミディアム（Ⅳ群）	
0.3%	プレドニゾロン吉草酸エステル酢酸エステル（リドメックス®）
0.1%	トリアムシノロンアセトニド（レダコート®）
0.1%	アルクロメタゾンプロピオン酸エステル（アルメタ®）
0.05%	クロベタゾン酪酸エステル（キンダベート®）
0.1%	ヒドロコルチゾン酪酸エステル（ロコイド®）
0.1%	デキサメタゾン（グリメサゾン®、オイラゾン®）

ウィーク（Ⅴ群）	
0.5%	プレドニゾロン（プレドニゾロン®）

（2023年6月現在）（文献1、2より引用改変）

1. ステロイド外用薬

表Ⅳ-2　皮疹の重症度とステロイド外用薬の選択

	皮疹の重症度	外用薬の選択
重症	高度の腫脹／浮腫／浸潤ないし苔癬化を伴う紅斑、丘疹の多発、高度の鱗屑、痂皮の付着、小水疱、びらん、多数の搔破痕、痒疹結節などを主体とする	必要かつ十分な効果を有するベリーストロングのステロイド外用薬を第一選択とする ベリーストロングでも十分な効果が得られない場合は、その部位に限定してストロンゲストを選択して使用することもある
中等症	中等度までの紅斑、鱗屑、少数の丘疹、搔破痕などを主体とする	ストロングないしミディアムのステロイド外用薬を第一選択とする
軽症	乾燥および軽度の紅斑、鱗屑などを主体とする	ミディアム以下のステロイド外用薬を第一選択とする
軽微	炎症症状に乏しく乾燥症状主体	ステロイドを含まない外用薬を選択する

（文献 1、2 より引用改変）

やすい。このようなステロイド外用薬の特徴を加味しつつ、個々の皮疹の重症度に応じて適切なステロイド外用薬を選択する。すなわち、範囲は狭くとも高度な皮疹には十分に強力な外用薬が選択されるが、範囲は広くとも軽度の皮疹には強力な外用療法は必要としない。

ステロイド外用薬による治療効果は、患児および保護者の治療アドヒアランスの影響を大きく受ける。程度はさまざまであるが、多くの保護者は患児にステロイド外用薬を使用したくないと思っており、その感情を理解した上で、治療アドヒアランスを上げるよう、患児と保護者への十分な説明、指導を行っていく。

❷ ステロイド外用薬の使用法

（1）ランクの選択

武田の分類を改変したステロイド外用薬のランク表を挙げる（**表 Ⅳ-1**）[1~4]。日本ではストロンゲスト（Ⅰ群）、ベリーストロング（Ⅱ群）、ストロング（Ⅲ群）、ミディアム（Ⅳ群）、ウィーク（Ⅴ群）の5段階に分類される。このランクを指標にして、個々の皮疹の重症度に見合ったランクの薬剤を適切に選択し、必要な量を必要な期間、的確に使用する（**表Ⅳ-2、図Ⅳ-1, 2**）。

中等症、つまり中等度までの紅斑、鱗屑、少数の丘疹などの炎症所見、搔破痕などを主体とする皮疹にはストロング（Ⅲ群）ないしミディアム（Ⅳ群）のステロイド外用薬を第一選択とする。

軽症、つまり乾燥および軽度の紅斑、鱗屑などを主体とする皮疹にはミディアム（Ⅳ群）

Japanese guidance for the prevention and treatment of pediatric atopic dermatitis ● 49

Ⅳ 薬物療法

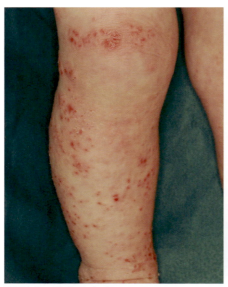

図Ⅳ-1　重症の皮疹：
　　　　右下腿に多発する丘疹

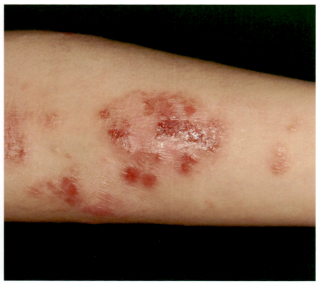

図Ⅳ-2　重症の皮疹：左前腕に散在する紅色局面

以下のステロイド外用薬を第一選択とする[1,2]。

（2）投与方法

①外用量

　必要十分な量を外用することが重要である。めやすとして、第2指の先端から第1関節部まで口径5mmのチューブから押し出された量（約0.5 g）が英国成人の手掌で2枚分すなわち成人の体表面積のおよそ2％に対する適量であることが示されている（finger tip unit）[5,6]。しかし、使用量は皮膚の状態によって変わり得る。

②外用回数

　急性増悪の場合には1日2回（朝、夕：入浴後）を原則とする。炎症が落ち着いてきたら1日1回に外用回数を減らし、寛解導入を目指す。一般的には1日1回の外用でも十分な効果があると考えられ[7,8]。外用回数が少なければ、外用アドヒアランスが向上することも期待できる。

❸ ステロイド外用療法の留意点

（1）外用部位の注意

　部位によるステロイド外用薬の吸収率は前腕伸側を1とした場合に、頬は13.0、頭部は3.5、頸部は6.0、陰嚢は42とされる[9]。このような高い薬剤吸収率を持つ部位では、ステロ

イド外用薬による局所副作用の発生には特に注意が必要であり、長期間連用しないようにする。顔には原則としてミディアム（Ⅳ群）以下のステロイド外用薬を使用するが、重症の皮膚炎に対しては、重症度に応じたランクの薬剤を用いて速やかに寛解させた後、ランクダウンあるいは間欠投与へ移行する。

（2）投与方法

　長期間にわたってステロイド外用薬を使用して炎症症状の鎮静をした後は、急激に中止することなく、寛解を維持しながら漸減あるいは間歇投与を行っていく。

❹ ステロイド外用薬の副作用

（1）全身性副作用

　ステロイド外用薬の全身性副作用はステロイド外用薬のランク、塗布量、塗布期間などに依存し、ランクの高いステロイド外用薬を大量に長期使用すると起こりやすくなる[10]。そのような場合は、副腎機能抑制などの全身性副作用に対する十分な検査を定期的に行う。

　しかし、小児では、十分な量の外用薬を使用すれば、湿疹病変は速やかにコントロールされ、ステロイド外用薬の塗布量や塗布範囲は減少し、ランクも下げることができる。すなわち、ステロイド外用薬を適切に使用すれば、日常診療における使用方法では全身的副作用は通常起こらない[11]。

（2）局所的副作用

　ステロイドの有する免疫抑制作用、細胞増殖や間質産生抑制作用、ホルモン作用により、局所の副作用が起こり得る[12]。ステロイド外用薬の局所副作用には、毛細血管拡張、皮膚萎縮、皮膚線条、紫斑、酒皶様皮膚炎・口囲皮膚炎、多毛、色素脱失、ざ瘡・毛包炎や皮膚感染症などがある[10, 12〜17]。

　一般に局所副作用はステロイド外用薬のランク、塗布期間、塗布部位、年齢に影響され、高いランクのステロイド外用薬を使用した場合や、長期に使用した場合に起こりやすい[10, 12]。多くの局所副作用はステロイド外用薬の中止または適切な処置により回復する[14, 16]。ただし、皮膚線条は不可逆的である。腋窩や鼠径部、陰部はステロイド外用薬の経皮吸収率が高く、皮膚線条を引き起こしやすい[14]。

　局所副作用の発現はステロイド外用薬の累積使用頻度が影響するために、2歳未満の患者の副作用の発現頻度は少ない[16]ことから、局所副作用の発現に注意しつつも、必要なステロイド外用薬を適切に使用することが勧められる。

（3）眼への副作用について

　ランクの高いステロイド外用薬を頻回に外用した場合、白内障のリスクとなる可能性もあるが[18, 19]、必ずしも関連はない[20, 21]。むしろアトピー性皮膚炎自体が白内障のリスクであり、眼を擦ったり掻破したりすることによる影響が考えられている[21~27]。一方、ステロイド外用薬による緑内障の症例報告は多く、ランクが高いステロイド外用薬を用いたり、塗布回数が多かったり、塗布期間が長くなったりすると、リスクが高くなる[18]。ランクの低いステロイド外用薬では、リスクは低い[28]。

❺ ステロイド外用薬に対する不安への対処

　ステロイドに対する誤解から、ステロイド外用薬への恐怖感や忌避が生じ、アドヒアランスの低下がしばしばみられる。また使用方法を誤ることにより、効果を実感できず、ステロイド外用薬に対する不信感を抱くこともある。その誤解を解くためには十分な診察時間をかけて説明し指導することが必要である。また、診察の際にはステロイド外用薬による副作用の有無を丁寧に観察するとともに、症状に応じたステロイド外用薬の選択と外用頻度を指導することで医療従事者と患者間に信頼関係を築くことが大切である。

参考文献

1) 佐伯秀久, 他. アトピー性皮膚炎診療ガイドライン2024. 日本皮膚科学会雑誌. 2024; 134: 2741-2843.

2) 佐伯秀久, 他. アトピー性皮膚炎診療ガイドライン2024. アレルギー. 2024; 73: inpress.

3) Sidbury R, et al. Guidelines of care for the management of atopic dermatitis in adults with topical therapies. *J Am Acad Dermatol*. 2023; 89: e1-e20.

4) Frequency of application of topical corticosteroids for atopic eczema. In: National Institute for Health and Care Excellence Guidance. 2004. http://www.nice.org.uk/guidance/ta81/resources/guidance

5) Long CC, et al. The finger-tip unit--a new practical measure. *Clin Exp Dermatol*. 1991; 16: 444-447.

6) Long CC, et al. The rule of hand: 4 hand areas = 2 FTU = 1 g. *Arch Dermatol*. 1992; 128: 1129-1130.

7) Green C, et al. Topical corticosteroids for atopic eczema: clinical and cost effectiveness of once-daily vs. more frequent use. *Br J Dermatol*. 2005; 152: 130-141.

8) Green C, et al. Clinical and cost-effectiveness of once-daily versus more frequent use of same potency topical corticosteroids for atopic eczema: a systematic review and economic evaluation. *Health Technol Assess*. 2004; 8: iii, iv, 1-120.

9) Feldmann RJ, et al. Regional variation in percutaneous penetration of 14C cortisol in man. *J Invest Dermatol*. 1967; 48: 181-183.

10) Coondoo A, et al. Side-effects of topical steroids: A long overdue revisit. *Indian Dermatol Online J*. 2014; 5: 416-425.

11) Wood Heickman LK, et al. Evaluation of Hypothalamic-Pituitary-Adrenal Axis Suppression following Cutaneous Use of Topical Corticosteroids in Children: A Meta-Analysis. *Horm Res Paediatr*. 2018; 89: 389-396.

12) Takeda K, et al. Side effects of topical corticosteroids and their prevention. *Drugs*. 1988; 36 Suppl 5: 15-23.

13) Hengge UR, et al. Adverse effects of topical glucocorticosteroids. *J Am Acad Dermatol*. 2006; 54: 1-15;

quiz 6-8.
14) 古江増隆. 専門医のためのアレルギー学講座　アレルギー疾患におけるステロイドの使い方　ステロイド外用薬の使い方　コツと落とし穴. アレルギー. 2009; 58: 491-498.
15) Abraham A, et al. Topical steroid-damaged skin. *Indian J Dermatol*. 2014; 59: 456-459.
16) Furue M, et al. Clinical dose and adverse effects of topical steroids in daily management of atopic dermatitis. *Br J Dermatol*. 2003; 148: 128-133.
17) Furue M, et al. Dosage and adverse effects of topical tacrolimus and steroids in daily management of atopic dermatitis. *J Dermatol*. 2004; 31: 277-283.
18) Beck KM, et al. Part II: Ocular Disease Secondary to Treatments. *Am J Clin Dermatol*. 2019; 20: 807-815.
19) Hsu JI, et al. Ocular complications of atopic dermatitis. *Cutis*. 2019; 104: 189-193.
20) 中野栄子, 他. アトピー性皮膚炎の眼合併症. 日本眼科学会雑誌. 1997; 101: 64-68.
21) 中川直之, 他. アトピー性白内障発症に関与する臨床的危険因子の統計学的検討. あたらしい眼科. 2000; 17: 1679-1684.
22) Yamamoto K, et al. Recent trends of ocular complications in patients with atopic dermatitis. *Jpn J Ophthalmol*. 2019; 63: 410-416.
23) 後藤浩, 他. アトピー白内障の成因としての外傷の意義. あたらしい眼科. 1996; 13: 1728-1732.
24) 平野眞也, 他. 予後からみた成人型アトピー性皮膚炎の重症度の解析. 日本皮膚科学会雑誌. 1995; 105: 1309-1315.
25) 古江増隆, 他. アトピー性皮膚炎患者における前向きアンケート調査（第2報）. 臨床皮膚科. 2011; 65: 83-92.
26) Taniguchi H, et al. Cataract and retinal detachment in patients with severe atopic dermatitis who were withdrawn from the use of topical corticosteroid. *J Dermatol*. 1999; 26: 658-665.
27) 内山賢美, 他. アトピー性白内障　最近の発生状況と白内障誘発因子について. 皮膚科の臨床. 1996; 38: 61-64.
28) 有川順子, 他. アトピー性皮膚炎患者の眼圧と顔面へのステロイド外用療法との関連性についての検討. 日本皮膚科学会雑誌. 2002; 112: 1107-1110.

IV 薬物療法

2. プロアクティブ療法

❶ プロアクティブ療法における寛解維持

　アトピー性皮膚炎では、炎症が軽快して一見正常に見える皮膚も、組織学的には炎症細胞が残存し、外的あるいは内的な要因により再び炎症を引き起こしやすい状態にあることが多い[1,2]。アトピー性皮膚炎治療は、ただ漫然と薬物療法を行うのではなく、急性期の治療によって皮膚炎をしっかりと制御すること（寛解導入）と、その後に湿疹がない状態を維持すること（寛解維持）を意識した治療プランに基づいて行われる。そのため、見た目の湿疹を治すだけではなく、この潜在的に炎症が残っている状態に対して適切な介入を行う寛解維持期の治療も重要である。

　プロアクティブ（proactive）療法は、急性期の外用治療によって寛解導入した後に、ステロイド外用薬などの抗炎症外用薬を間欠的に（週2回など）塗布し、寛解導入後の皮膚炎の再燃を予防する治療法である（図IV-3）。皮疹が悪化したときにのみ抗炎症外用薬を塗布

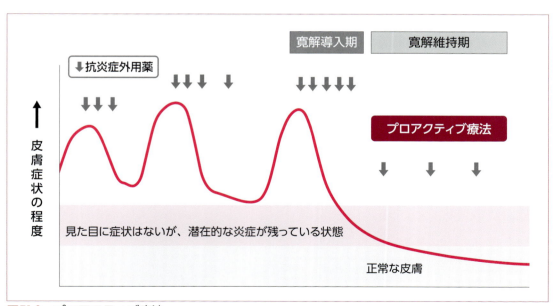

図IV-3　プロアクティブ療法
　　　　皮疹がない状態にした後に、抗炎症外用薬を間欠的に塗布することで皮膚炎の再燃を予防する寛解維持療法

して再燃を繰り返す場合には、ステロイド外用薬やタクロリムス外用薬などの抗炎症外用薬によるプロアクティブ療法を行うことによって、炎症の再燃を予防できることが多い[3]。

小児のアトピー性皮膚炎患者を対象として、ベタメタゾン酪酸エステルプロピオン酸エステルで治療した後の維持療法として、ステロイド外用薬のランクダウンを行った患者と外用薬は変更せずに週に２回のプロアクティブ療法を比較した試験では、統計的な有意差はなかったものの皮膚炎の再発率はプロアクティブ群で低かった[4]。

❷ プロアクティブ療法の注意点

プロアクティブ療法は皮膚炎が十分に改善していない症例に対する治療法ではないことにも注意しなくてはならない。

抗炎症外用薬の連日塗布から間歇塗布への移行は、血清 TARC 値や血清 SCCA2 値などの病勢を反映する検査値も参考にしながら、瘙痒や紅斑がなく、触診ではわずかな皮膚の隆起もない、皮膚炎が十分に改善した状態で行われることが重要である。そして、プロアクティブ療法を行っている間も保湿剤などによる毎日のスキンケアを継続することが勧められる。

プロアクティブ療法の期間における外用薬の使用量と塗布範囲、塗布終了時期については個々の症例に応じた対応が必要である。また、間欠的な塗布とはいえ、治療は長期間に及ぶため、副作用の発現についても注意深い観察が必要であり、プロアクティブ療法は、アトピー性皮膚炎の皮膚症状の評価に精通した医師によるか、あるいは皮膚症状の評価に精通した医師と連携して行われることが望ましい。

参考文献

1) Caproni M, et al. The comparative effects of tacrolimus and hydrocortisone in adult atopic dermatitis: an immunohistochemical study. *Br J Dermatol*. 2007; 156: 312-319.
2) Simon ED, et al. Reduced dermal infiltration of cytokine-expressing inflammatory cells in atopic dermatitis after short-term topical tacrolimus treatment. *J Allergy Clin Immunol*. 2004; 114: 887-895.
3) Schmitt J, et al. Efficacy and tolerability of proactive treatment with topical corticosteroids and calcineurin inhibitors for atopic eczema: systematic review and meta-analysis of randomized controlled trials. *Br J Dermatol*. 2011; 164: 415-428.
4) Kamiya K, et al. Proactive versus Rank-Down Topical Corticosteroid Therapy for Maintenance of Remission in Pediatric Atopic Dermatitis: A Randomized, Open-Label, Active-Controlled, Parallel-Group Study (Anticipate Study). *J Clin Med*. 2022; 11: 6477.

IV 薬物療法

3. ステロイド外用薬以外の抗炎症外用薬

❶ 薬剤の作用機序と効果、用法用量、注意点など

(1) タクロリムス軟膏

　タクロリムスは細胞内のカルシニューリンを阻害してTリンパ球の機能を抑制する。小児または成人アトピー性皮膚炎において、0.03％および0.1％タクロリムス軟膏はともに基剤あるいはウィーク（V群）のステロイド外用薬と比較して優位、0.1％タクロリムス軟膏はミディアム（IV群）〜ストロング（III群）のステロイド外用薬と同等であり[1,2]、その効果は軽症例で高い[3,4]。

　タクロリムス軟膏は16歳以上では0.1％軟膏、2〜15歳では0.03％軟膏を使用する。2歳未満の小児には安全性が確立していないため使用できない。塗布量は0.1g（本邦で発売されている5gチューブから1cm押し出した量）で10cm四方を外用する程度をめやすとする。なお、成人での長期観察試験の結果を考え、血中濃度の上昇を回避し、安全性を確保するために、本邦では成人での0.1％軟膏の1回使用量の上限は5gとなっている。小児では体格を考慮して0.03％軟膏の使用量は2〜5歳（20kg未満）で1回1gまで、6〜12歳（20〜50kg）では2〜4g、13歳以上（50kg以上）は5gまでである。

　本剤の薬効は薬剤の吸収度に依存しており、塗布部位およびそのバリアの状態に大きく影響をうける。経皮吸収のよい顔面や頸部にはきわめて有効である。また、ステロイド外用薬などの既存療法では効果が不十分、または副作用によりこれらの投与が躊躇される場合には高い適応を有する。本剤により皮疹の改善が得られれば、適宜塗布間隔を延長することもできる。

　本剤の血中への移行が高まる、また刺激性が強まる可能性が考えられる部位や皮疹、すなわち粘膜、外陰部、びらん・潰瘍面には使用しない。密封法および重層法は本剤の血中への移行が高まる可能性があるので行わない。びらん・潰瘍面が顕著な場合には、あらかじめほかの外用薬などにより皮疹を改善させた後に使用を開始する。その使用にあたっては、別途公表されている「アトピー性皮膚炎におけるタクロリムス軟膏の使用ガイダンス」[5]を遵守する。

　局所の有害事象として、灼熱感、ほてり感、瘙痒、紅斑などが現れることがある[5,6]。これらの症状は使用開始時に現れ、使用継続により軽減、消失することが多いので、あらかじ

56 ● 小児のためのアトピー性皮膚炎の予防と治療の手引き

めそのことを患者に説明しておき、狭い範囲から開始し、徐々に塗布範囲を広げるなどの対応をとる。また、強い皮疹がある状態で本剤を開始するとこれら局所刺激症状は強くなることがあるため、ステロイド外用薬などで十分に皮疹を改善した後にタクロリムス軟膏に移行するのがよい。細菌による皮膚二次感染、ウイルス感染症（単純ヘルペス、伝染性軟属腫、疣贅など）など皮膚感染症に留意する必要はある[6]。ただし、本剤の長期使用により発現リスクが増加する可能性は低い[7]。ステロイド外用薬の長期使用でみられる皮膚萎縮は確認されていない。タクロリムス軟膏塗布によって血中にタクロリムスが検出されるが、その値は経皮吸収の違いによる個人差がある（一般的に0.1%タクロリムス塗布で1ng/mL以下）。血中への移行に起因する全身的な有害事象や毒性は確認されていない。

（2）デルゴシチニブ軟膏（CQ1 参照）

デルゴシチニブは、種々のサイトカインのシグナル伝達に重要なヤヌスキナーゼ（janus kinase, JAK）阻害薬で、JAKファミリーのキナーゼをすべて阻害し、免疫細胞の活性化を抑制する[8]。中等症～重症の16歳以上の成人アトピー性皮膚炎患者を対象とした第Ⅲ相試験[9]、軽症～重症の2～15歳の小児アトピー性皮膚炎患者を対象とした第Ⅲ相試験[10]でデルゴシチニブ軟膏群では基剤群に比べて有意な効果が示されている。さらに軽症～重症の16歳以上の成人アトピー性皮膚炎患者を対象とした第Ⅲ相長期試験でも安全性と有効性が確認されている[11]。また、生後6か月以上2歳未満の軽症から重症のアトピー性皮膚炎患者を対象として、デルゴシチニブ軟膏0.25%、0.5%の52週間長期塗布時の有効性と安全性を非盲検、非対照で検討した第Ⅲ相試験の結果をもとに、2023年1月30日より生後6か月以上の小児にも通常の診療において使用可能になった[12]。

過量投与すると経皮吸収量増加により全身性に影響を来す可能性があるため[11,13]、デルゴシチニブ軟膏の使用は、成人では「1日2回、1回の塗布量は5gまで」、「塗布は体表面積の30%までをめやすとすること」、生後6か月以上の小児では「小児の1回あたりの塗布量は5gまでとするが、体格を考慮すること」、「塗布は体表面積の30%までをめやすとすること」、「小児に0.5%製剤を使用し、症状が改善した場合は0.25%製剤への変更を検討すること」などの用法・用量を遵守する[14,15]。また明らかなびらん面や粘膜への外用、密封療法や亜鉛華（単）軟膏を伸ばしたリント布の貼付などは経皮吸収を増加させるため、行わないようにする[14]。デルゴシチニブ軟膏は免疫抑制作用を有することから、皮膚感染症部位には塗布しないよう細心の注意を払い、投与中は毛包炎やざ瘡、カポジ水痘様発疹症をはじめとしたヘルペスウイルス感染症などの皮膚感染症に十分注意し、発現した場合、当該部位への本剤塗布を中止し、適切な感染症治療を行う。本剤の安全性や本剤とほかの治療法との併用に関する情報については「デルゴシチニブ軟膏（コレクチム®軟膏0.5%）安全使用マニュアル」[14]を理解する。

IV 薬物療法

（3）ジファミラスト軟膏（CQ1 参照）

ジファミラストは、ホスホジエステラーゼ（phosphodiesterase, PDE）ファミリーのうち、PDE4 に対して選択的な阻害作用を示す。PDE4 は多くの免疫細胞に存在し、cyclic adenosine monophosphate（cAMP）を特異的に分解する働きを持つ。PDE4 を阻害することで炎症細胞や上皮細胞の細胞内 cAMP 濃度を高め、炎症性のサイトカインおよびケモカインの産生を制御することにより皮膚の炎症を抑制する[16]。

15 歳以上 70 歳以下のアトピー性皮膚炎患者を対象に行われた国内第Ⅲ相試験において、ジファミラスト 1% 群は基剤群と比べ 1 日 2 回、4 週間塗布した後の IGA 反応（IGA スコアが 0 または 1 で、かつ 2 段階以上改善）割合は有意に高かった[17]。2 歳以上 14 歳以下のアトピー性皮膚炎患者を対象に行われた国内第Ⅲ相試験においても、ジファミラスト 0.3%、1% 群は基剤群と比べ 1 日 2 回、4 週間塗布した後の IGA 反応割合は有意に高かった[18]。最近、生後 3 か月以上 2 歳未満で IGA スコアが 2 または 3 のアトピー性皮膚炎患者を対象に、非盲検、非対照でジファミラスト 0.3% 軟膏を 1 日 2 回、4 週間塗布し（主要評価パート）、続いてジファミラスト 0.3% または 1% 軟膏を 1 日 2 回、48 週間塗布（長期継続パート）する臨床試験が実施された。投与 4 週後の IGA 反応率は 56.1%、EASI 50、75、90 反応率は、それぞれ 92.7%、82.9%、46.3% であった。中間解析のデータカットオフ時点までに、本剤と関連のある有害事象の発現は認められなかった[19]。この結果に基づき 2023 年 12 月 11 日に添付文書が改訂され、通常の診療において生後 3 か月以上の小児で使用できる薬剤となった[20]。

ジファミラストは分子量が約 446 と小さいため[16]、経皮的に吸収され得るが、上記の国内第Ⅲ相試験や国内長期投与試験において、経口 PDE4 阻害薬でみられるような胃腸障害や頭痛などの全身性の有害事象は認められていない[21]。

ジファミラスト軟膏の使用は、通常、成人には 1% 製剤を 1 日 2 回、小児には 0.3% 製剤を 1 日 2 回、症状に応じて 1% 製剤を 1 日 2 回、適量を患部に塗布する。塗布量は、皮疹の面積 $0.1m^2$ あたり 1g を目安とする。明らかなびらん面への塗布や、密封療法、亜鉛華軟膏を伸ばしたリント布の貼付などは経皮吸収が増加するため行わない[22]。同一部位へのステロイド外用薬やタクロリムス軟膏、デルゴシチニブ軟膏との併用による臨床上問題となる有害事象の増加の懸念は少なく、これらの薬剤との併用は可能と判断されるが、同一部位への塗布についてはデータがないため慎重に判断する[22]。また本剤は胎盤を通過することが動物実験で確認されており、動物実験では安全域が広いものの、ヒトでのデータがないことから、妊娠可能な女性には本剤投与中および投与終了後一定期間は適切な避妊を行うように指導し、妊婦または妊娠している可能性のある女性に対しては使用しないことが望ましい[16, 22]。ジファミラスト軟膏の安全使用に関する詳細は「ジファミラスト軟膏（モイゼルト® 軟膏 0.3%、1%）安全使用マニュアル」を理解する[22]。

(4) 非ステロイド性抗炎症薬

　非ステロイド性抗炎症薬（nonsteroidal anti-inflammatory drugs, NSAIDs）はアラキドン酸カスケードのシクロオキシゲナーゼを阻害し、プロスタグランジン産生を抑制することで抗炎症作用を示す。NSAIDs の抗炎症効果はきわめて弱く、アトピー性皮膚炎に対して有効であるというエビデンスはない。欧米のアトピー性皮膚炎診療ガイドラインには治療薬の一つとしては、NSAIDs は記載されていない[23,24]。むしろ湿疹を増強させる可能性も指摘されている上[25]、副作用として接触皮膚炎があり、病変を増悪させてしまう可能性もある。よってアトピー性皮膚炎の治療における NSAIDs の有用性は乏しく、使用は推奨されない。

❷ 外用療法における位置付け

　タクロリムス軟膏やデルゴシチニブ軟膏、ジファミラスト軟膏は抗炎症作用や即効性でベリーストロング（Ⅱ群）以上のステロイド外用薬には及ばない。しかし、ステロイド外用薬にみられる皮膚萎縮や血管拡張などの局所副作用はない。よって、淡い紅斑など軽症の病変であれば、タクロリムス軟膏やデルゴシチニブ軟膏、ジファミラスト軟膏による寛解導入も可能かもしれない。しかし、多くの病変においては適切なランクのステロイド外用薬を適切な量塗布し、迅速かつ十分に炎症を抑制して寛解導入したのち、タクロリムス軟膏やデルゴシチニブ軟膏、ジファミラスト軟膏に移行して皮疹の再燃を抑制し、皮疹が再燃した部分には速やかにステロイド外用薬を塗布して消退させるのがよい。そうすることで、迅速に寛解導入した後、副作用を減らしつつ安定して寛解を維持することが可能となる。また、すでにステロイド外用薬の局所副作用が現れている場合、タクロリムス軟膏やデルゴシチニブ軟膏、ジファミラスト軟膏はよい適応となり、ステロイド外用薬から切り替えることにより、局所の炎症は抑制しつつ、ステロイド外用薬の副作用を徐々に改善させることができる。

参考文献

1) Doss N, et al. Efficacy of tacrolimus 0.03% ointment as second-line treatment for children with moderate-to-severe atopic dermatitis: evidence from a randomized, double-blind non-inferiority trial vs. fluticasone 0.005% ointment. *Pediatr Allergy Immunol*. 2010; 21: 321-329.
2) Ashcroft DM, et al. Efficacy and tolerability of topical pimecrolimus and tacrolimus in the treatment of atopic dermatitis: meta-analysis of randomized controlled trials. *BMJ*. 2005; 350: 516-522.
3) El-Batawy MM, et al. Topical calcineurin inhibitors in atopic dermatitis: A systematic review and meta-analysis. *J Dermatol Sci*. 2009; 54: 76-87.
4) Svesson A, et al. A systematic review of tacrolimus ointment compared with corticosteroids in the treatment of atopic dermatitis. *Curr Med Res Opin*. 2011; 27: 1395-1406.
5) FK506 軟膏研究会. アトピー性皮膚炎におけるタクロリムス軟膏 0.1% および 0.03% の使用ガイダンス. 臨床皮膚科. 2003; 57: 1217-1234.
6) Callen J, et al. A systematic review of the safety of topical therapies for atopic dermatitis. *Br J Dermatol*. 2007; 156: 203-221.

7) 中川秀己, 他. アトピー性皮膚炎におけるタクロリムス軟膏（プロトピック®軟膏）の安全性情報 UPDATE: 発がんリスク, 皮膚感染症発現リスク, 小児, 妊婦, 授乳婦について. 日本皮膚科学会雑誌. 2022; 132: 2845-2855.

8) Tanimoto A, et al. Pharmacological properties of JTE-052: a novel potent JAK inhibitor that suppresses various inflammatory responses in vitro and in vivo. *Inflamm Res.* 2015; 64: 41-51.

9) Nakagawa H, et al. Delgocitinib ointment, a topical Janus kinase inhibitor, in adult patients with moderate to severe atopic dermatitis: A phase 3, randomized, double-blind, vehicle-controlled study and an open-label, long-term extension study. *J Am Acad Dermatol.* 2020; 82: 823-831.

10) Nakagawa H, et al. Delgocitinib ointment in pediatric patients with atopic dermatitis: A phase 3, randomized, double-blind, vehicle-controlled study and a subsequent open-label, long-term study. *J Am Acad Dermatol.* 2021; 85: 854-862.

11) Nakagawa H, et al. Long-term safety and efficacy of delgocitinib ointment, a topical Janus kinase inhibitor, in adult patients with atopic dermatitis. *J Dermatol.* 2020; 47: 114-120.

12) Nakagawa H, et al. Safety, efficacy, and pharmacokinetics of delgocitinib ointment in infants with atopic dermatitis: A phase 3, open-label, and long-term study. *Allergol Int.* 2024; 73: 137-142.

13) Nakagawa H, et al. Efficacy and safety of topical JTE-052, a Janus kinase inhibitor, in Japanese adult patients with moderate-to-severe atopic dermatitis: a phase II, multicentre, randomized, vehicle-controlled clinical study. *Br J Dermatol.* 2018; 178: 424-432.

14) 中村晃一郎, 他. デルゴシチニブ軟膏（コレクチム®軟膏 0.5%）安全使用マニュアル. 日本皮膚科学会雑誌. 2020; 130: 1581-1588.

15) 鳥居薬品株式会社, 日本たばこ産業株式会社：コレクチム®軟膏 0.5%／コレクチム®軟膏 0.25%, 添付文書. 2023 年 1 月改訂.

16) 大塚製薬株式会社：モイゼルト®軟膏 0.3%／モイゼルト®軟膏 1%, 医薬品インタビューフォーム. 2023 年 12 月（第 4 版）.

17) Saeki H, et al. Difamilast ointment in adult patients with atopic dermatitis: A phase 3 randomized, double-blind, vehicle-controlled trial, *J Am Acad Dermatol.* 2022; 86: 607-614.

18) Saeki H, et al. Difamilast ointment, a selective phosphodiesterase 4 inhibitor, in paediatric patients with atopic dermatitis: a phase III randomised double-blind, vehicle-controlled trial. *Br J Dermatol.* 2022; 186: 40-49.

19) Saeki H, et al. An Interim Report of a Phase 3, Long_Term, Open_Label Study to Evaluate Efficacy and Safety of Difamilast Ointment in Japanese Infants with Atopic Dermatitis. *Dermatol Ther* (Heidelb). 2024.
https://link.springer.com/article/10.1007/s13555-024-01236-7（最終アクセス日 2024 年 7 月 30 日）.

20) 大塚製薬株式会社：モイゼルト®軟膏 0.3%／モイゼルト®軟膏 1%, 添付文書. 2023 年 12 月改訂（第 4 版）.

21) Saeki H, et al. Difamilast ointment in Japanese adult and pediatric patients with atopic dermatitis: a phase III, long-term, open-label study, *Dermatol Ther.* 2022; 12: 1589-1601.

22) 常深祐一郎, 他. ジファミラスト軟膏（モイゼルト®軟膏 0.3%, 1%）安全使用マニュアル. 日本皮膚科学会雑誌. 2022; 132: 1627-1635.

23) Eichenfield LF, et al. Guideline of care for the management of atopic dermatitis. Section2. Management and treatment of atopic dermatitis with topical therapies. *J Am Acad Dermatol.* 2014; 71: 116-132.

24) Ring J, et al. Guidelines for treatment of atopic eczema（atopic dermatitis）Part II. *J Eur Acad Dermatol Venereol.* 2012; 26: 1176-1193.

25) 塩原哲夫. アトピー性皮膚炎モデル動物 抗原繰り返し投与によるモデル. アレルギー・免疫. 2000; 7: 1052-1058.

4. 生物学的製剤

❶ デュピルマブ（CQ2 参照）

　デュピルマブは IL-4 受容体および IL-13 受容体を構成している IL-4 受容体アルファサブユニット（IL-4Rα）に結合し、リガンドである IL-4 および IL-13 を介したシグナル伝達を阻害する遺伝子組換えヒト IL-4/13 受容体モノクローナル抗体である[1,2]。IL-4 および IL-13 を介したシグナル伝達経路は、2 型炎症反応に寄与し、アトピー性皮膚炎の病態に重要な役割を果たしている[3~6]。

　デュピルマブは複数の臨床試験でプラセボと比較して皮疹や瘙痒などの臨床症状を有意に改善させ、睡眠を含む QoL を向上させることが示されている[7~14]。また、炎症を抑えるだけではなく、皮膚のバリア機能を改善する[15]。主な副作用は、投与部位反応と結膜炎である。効果が高く、その効果が長期間持続すること、重大な副作用も少なく、安全性も高いことから、寛解導入だけではなく、寛解維持にも適した薬剤である[14,16~18]。

　デュピルマブが適応となる患者の選択および投与継続の判断は、適切に行われなければならず、詳細は「最適使用推進ガイドライン　デュピルマブ（遺伝子組換え）〜アトピー性皮膚炎〜」に記載されており、内容を十分理解し、遵守することが求められる[19]。

小児アトピー性皮膚炎におけるデュピルマブの有効性・安全性

　アメリカ食品医薬局は 2019 年に 12 歳以上、2020 年に 6 歳以上、2022 年に生後 6 か月以上に対してデュピルマブの使用を承認した。本邦では 2023 年 11 月より生後 6 か月から 15 歳未満の小児に対しても承認された（表IV-3）。学童に対しては 12 歳以上 18 歳未満[20]、6 歳以上 12 歳未満[21]において、それぞれ二重盲検ランダム化比較試験が行われ、その有効性と安全性が示された。さらにその後、乳幼児への有効性が二重盲検ランダム化比較試験にて開始 16 週時点での皮膚症状の改善（デュピルマブ群 28% vs プラセボ群 4%）と瘙痒感の改善（デュピルマブ群 48% vs プラセボ群 9%）が報告されたことによって示された[22]。同報告では有害事象として結膜炎がデュピルマブ群においてプラセボ群よりも多かったが、全体の有害事象は両群において同等であったとされている。小児における長期使用の有効性・安全性のデータはまだ少なく[23,24]、特に乳幼児に関してはさらなるデータの蓄積が必要である[25]。

IV 薬物療法

表IV-3　小児アトピー性皮膚炎に保険適用のある生物学的製剤の比較

	デュピルマブ	ネモリズマブ
年齢	生後6か月以上	6歳以上
用法用量	・5kg-15kgの小児： 　1回200mgを4週間に1回投与 ・15kg-30kgの小児： 　1回300mgを4週間に1回投与 ・30kg-60kgの小児： 　初回は1回400mgを投与 　2回目以降は1回200mgを2週間1回投与 ・60kg以上の小児および成人： 　初回は1回600mgを投与 　2回目以降は1回300mgを2週間に1回投与	・6歳以上13歳未満： 　1回30mgを4週間に1回投与 ・13歳以上および成人： 　1回60mgを4週間に1回投与
自己注射	可 プレフィルドシリンジ、ペン	可（13歳以上、成人含む） デュアルチャンバーシリンジ
他適応疾患	気管支喘息（12歳以上） 鼻茸を伴う慢性副鼻腔炎（成人以上） 結節性痒疹（成人以上） 特発性の慢性蕁麻疹（12歳以上）	結節性痒疹（13歳以上）
16週時点のEASI 75達成率	成人国内第Ⅲ相試験 68.9% （併用薬：ストロングクラス） 小児国内第Ⅲ相試験 43.3% （併用薬：ミディアムクラス）	13歳以上国内第Ⅲ相試験 25.9% （併用薬：ストロングクラス） 6歳以上13歳未満国内第Ⅲ相試験 31.1%
16週時点の瘙痒NRS（VAS）変化率	成人国内第Ⅲ相試験 －58.8% 小児国内第Ⅲ相試験 －52.8%	13歳以上国内第Ⅲ相試験 －42.8% 6歳以上13歳未満国内第Ⅲ相試験 5-level itch scoreがベースラインより－1.3減少
主な副作用	注射部位反応 結膜炎	注射部位反応 皮膚症状の悪化

❷ ネモリズマブ

　ネモリズマブはIL-31受容体を構成しているIL-31受容体アルファサブユニット（IL-31Rα）に結合し、リガンドであるIL-31を介したシグナル伝達を阻害する遺伝子組換えヒトIgG2モノクローナル抗体である[26]。IL-31を介したシグナル伝達経路は、主に瘙痒の誘発に寄与し、アトピー性皮膚炎の病態に重要な役割を果たしている[27〜29]。

　ネモリズマブは臨床試験でプラセボと比較して瘙痒を早期より有意に改善させ[5,6]、皮疹への効果発現は緩やかであった[30〜32]。また、睡眠を含むQoLを早期に向上させることが示されている[30,32]。主な副作用は、投与部位反応である。瘙痒に対する効果が高く、重大な副作用

62 ● 小児のためのアトピー性皮膚炎の予防と治療の手引き

も少なく安全性も高いことから、寛解導入および寛解維持に適した薬剤である[30, 32]。臨床検査値では、アトピー性皮膚炎の炎症症状とは一致しない一過性の血清 TARC 値の上昇がみられる。上昇時期は投与初期（投与開始 4 週後から 8 週後）が多く、その後、緩やかに（32 週後にかけて）投与前の値に戻っていく。そのため、投与開始から一定期間は血清 TARC 値をアトピー性皮膚炎の短期病勢マーカーとして使用できない点に留意する必要がある[33]。

本剤を使用する前には、厚生労働省が医薬品医療機器総合機構、日本皮膚科学会、日本アレルギー学会、日本小児アレルギー学会、日本小児科学会 および日本臨床皮膚科医会とともに作成した「最適使用推進ガイドライン ネモリズマブ（遺伝子組換え）～アトピー性皮膚炎に伴うそう痒～」[34] の内容を十分理解し、遵守することが求められる。

小児アトピー性皮膚炎におけるネモリズマブの有効性・安全性

ネモリズマブは本邦では成人および 13 歳以上の小児に対して保険収載されていた。6 歳から 12 歳においては二重盲検ランダム化比較試験において、中等症から重症の瘙痒感を有するアトピー性皮膚炎にけるネモリズマブの投与 16 週時点での有効性および安全性が報告され[35]、最近（2024 年 3 月）、6 歳以上の小児アトピー性皮膚炎に適応追加になった。小児に対する用法用量として、6 歳以上 13 歳未満の患者には、1 回 30mg を 4 週間に 1 回投与する。13 歳以上の患者には、1 回 60mg を 4 週間に 1 回投与する。

❸ トラロキヌマブ

トラロキヌマブは IL-13 を標的とした抗体製剤であり、IL-13 に結合し、IL-13Rα1 鎖と IL-13 の結合を阻害し、IL-13 のシグナル伝達を阻害する遺伝子組換え完全ヒト IgG4 モノクローナル抗体である。IL-13 を介したシグナル伝達経路は、2 型炎症反応に寄与し、アトピー性皮膚炎の病態に重要な役割を果たしている。

トラロキヌマブは複数の臨床試験でプラセボと比較して有意に皮疹、痒み、睡眠障害、QoL を改善することが示されている[36, 37]。トラロキヌマブは最長 1 年間の臨床試験で忍容性が高く、有害事象の頻度や重篤な有害事象の頻度においてプラセボとの間にほとんど差がなかった[36-38]。主な副作用は、デュピルマブと同様、投与部位反応と結膜炎である[36~39]。

トラロキヌマブは、外用療法で寛解導入が困難な中等症から重症のアトピー性皮膚炎の寛解導入に有用であると考えられる。また、投与による結膜炎の発現に対しては、現時点ではデュピルマブと同様の対応をとることが望ましい。

小児アトピー性皮膚炎におけるトラロキヌマブの有効性・安全性

トラロキヌマブは、本邦では 15 歳以上に対してのみ保険収載されている（2023 年 10 月時点）。しかし国外では成人のみではなく、12 歳以上の小児にも保険収載されている地域も

IV 薬物療法

ある。12 歳以上の小児において検討した臨床試験はまだ少なく[40]、現在、国外では 2〜12 歳の小児に対する臨床試験が進行中である（NCT05388760）。現時点で本邦では小児に対するトラロキヌマブの使用は推奨されない。

参考文献

1) Chang HY,et al. IL-4Ra Inhibitor for Atopic Disease. *Cell*. 2017; 170: 222.
2) Gandhi NA, et al. Targeting key proximal drivers of type 2 inflammation in disease. *Nat Rev Drug Discov*. 2016; 15: 35-50.
3) Langan SM, et al. Atopic dermatitis. *Lancet*. 2020; 396: 345-360.
4) Weidinger S, et al. Atopic dermatitis. *Nat Rev Dis Primers*. 2018; 4: 1.
5) Boguniewicz M, et al. Atopic dermatitis: a disease of altered skin barrier and immune dysregulation. *Immunol Rev*. 2011; 242: 233-246.
6) Beck LA, et al. Type 2 Inflammation Contributes to Skin Barrier Dysfunction in Atopic Dermatitis. *JID Innovations*. 2022: 100131.
7) Thaci D, et al. Efficacy and safety of dupilumab in adults with moderate-to-severe atopic dermatitis inadequately controlled by topical treatments: a randomised, placebo-controlled, dose-ranging phase 2b trial. *Lancet*. 2016; 387: 40-52.
8) Simpson EL, et al. Two phase 3 trials of dupilumab versus placebo in atopic dermatitis. *N Engl J Med*. 2016; 375: 2335-2348.
9) Worm M, et al. Efficacy and safety of multiple dupilumab dose regimens after initial successful treatment in patients with atopic dermatitis: A randomized clinical trial. *JAMA Dermatol*. 2020; 156: 131-143.
10) Blauvelt A, et al. Long-term management of moderate-to-severe atopic dermatitis with dupilumab and concomitant topical corticosteroids (LIBERTY AD CHRONOS): a 1-year, randomised, double-blinded, placebo-controlled, phase 3 trial. *Lancet*. 2017; 389: 2287-2303.
11) Deleuran M, et al. Dupilumab shows long-term safety and efficacy in patients with moderate to severe atopic dermatitis enrolled in a phase 3 open-label extension study. *J Am Acad Dermatol*. 2020; 82: 377-388.
12) de Bruin-Weller M, et al. Dupilumab with concomitant topical corticosteroid treatment in adults patients with atopic dermatitis with an inadequate response or intolerance to ciclosporin A or when this treatment is medically inadvisable: a placebo-controlled, randomized phase III clinical trial (LIBERTY AD CAFÉ). *Br J Dermatol*. 2018; 178: 1083-1101.
13) Cork MJ, et al. Dupilumab improves patient-reported symptoms of atopic dermatitis, symptoms of anxiety and depression, and health-related quality of life in moderate-to-severe atopic dermatitis: analysis of pooled data from the randomized trials SOLO 1 and SOLO 2. *J Dermatolog Treat*. 2020; 31: 606-614.
14) Beck LA, et al. Dupilumab provides acceptable safety and sustained efficacy for up to 4 years in an open-label study of adults with moderate-to-severe atopic dermatitis. *Am J Clin Dermatol*. 2022; 23: 393-408
15) Berdyshev E, et al. Dupilumab significantly improves skin barrier function in patients with moderate-to-severe atopic dermatitis. *Allergy*. 2022; 77: 3388-3397.
16) Wollenberg A, et al. Consensus-based European guidelines for treatment of atopic eczema (atopic dermatitis) in adults and children: part II. *J Eur Acad Dermatol Venereol*. 2018; 32: 850-878.
17) Boguniewicz M, et al. Atopic dermatitis yardstick: Practical recommendations for an evolving therapeutic landscape. *Ann Allergy Asthma Immunol*. 2018; 120: 10-22.
18) Agache I, et al. EAACI Biologicals Guidelines—dupilumab for children and adults with moderate-to-severe atopic dermatitis. *Allergy*. 2021; 76: 988-1009.
19) 厚生労働省. 最適使用推進ガイドライン　デュピルマブ（遺伝子組換え）〜アトピー性皮膚炎〜. 平成 30 年 4 月（令和 5 年 9 月改訂）. https://www.pmda.go.jp/files/000264510.pdf（2024.9.28 アクセス）
20) Simpson EL, et al. Efficacy and Safety of Dupilumab in Adolescents With Uncontrolled Moderate to Severe Atopic Dermatitis: A Phase 3 Randomized Clinical Trial. *JAMA Dermatol*. 2020; 156: 44-56. doi: 10.1001/jamadermatol.2019.3336. PMID: 31693077; PMCID: PMC6865265.

21) Paller AS, et al. Efficacy and safety of dupilumab with concomitant topical corticosteroids in children 6 to 11 years old with severe atopic dermatitis: A randomized, double-blinded, placebo-controlled phase 3 trial. *J Am Acad Dermatol*. 2020; 83: 1282-1293.
doi: 10.1016/j.jaad.2020.06.054. Epub 2020 Jun 20. Erratum in: *J Am Acad Dermatol*. 2021 Jan;84(1):230. PMID: 32574587.
22) Paller AS, et al. Dupilumab in children aged 6 months to younger than 6 years with uncontrolled atopic dermatitis: a randomised, double-blind, placebo-controlled, phase 3 trial. *Lancet*. 2022; 400: 908-919.
doi: 10.1016/S0140-6736（22）01539-2. PMID: 36116481.
23) Cork MJ, et al. Dupilumab Safety and Efficacy in a Phase III Open-Label Extension Trial in Children 6-11 Years of Age with Severe Atopic Dermatitis. *Ther*（Heidelb）. 2023; 13: 2697-2719.
doi: 10.1007/s13555-023-01016-9. Epub 2023 Sep 26. PMID: 37750994; PMCID: PMC10613196.
24) Blauvelt A, et al. Long-Term Efficacy and Safety of Dupilumab in Adolescents with Moderate-to-Severe Atopic Dermatitis: Results Through Week 52 from a Phase III Open-Label Extension Trial (LIBERTY AD PED-OLE). *Am J Clin Dermatol*. 2022; 23: 365-383.
25) Berna-Rico E, et al. Effectiveness and safety of dupilumab in children under 6 years of age with moderate-to-severe atopic dermatitis: a retrospective real-world study. *Dermatology*. 2023 Nov 30.
doi: 10.1159/000535282. Epub ahead of print. PMID: 38035567.
26) Nemoto O, et al. The first trial of CIM331, a humanized antihuman interleukin-31 receptor A antibody, in healthy volunteers and patients with atopic dermatitis to evaluate safety, tolerability and pharmacokinetics of a single dose in a randomized, double-blind, placebo-controlled study and patients with atopic dermatitis to evaluate safety, tolerability and pharmacokinetics of a single dose in a randomized, double-blind, placebo-controlled study. *Br J Dermatol*. 2016; 174: 296-304.
27) 室田浩之．体性感覚と痒み．皮膚科の臨床．2020; 62: 435-443.
28) Sonkoly E, et al. IL-31: a new link between T cells and pruritus in atopic skin inflammation. *J Allergy Clin Immunol*. 2006; 117: 411-417.
29) Tominaga M, et al. Itch and nerve fibers with special reference to atopic dermatitis: therapeutic implications. *J Dermatol*. 2014; 41: 205-212.
30) Kabashima K, et al. Trial of Nemolizumab and Topical Agents for Atopic Dermatitis with Pruritus. *N Engl J Med*. 2020; 383: 141-150.
31) マルホ株式会社：ミチーガ®皮下注用60mgシリンジ　医薬品インタービューフォーム．2022年8月改訂（第3版）
32) Kabashima K, et al. Nemolizumab plus topical agents in patients with atopic dermatitis（AD）and moderate-to-severe pruritus provide improvement in pruritus and signs of AD for up to 68 weeks: results from two phase III, long-term studies. *Br J Dermatol*. 2022; 186: 642-651.
33) マルホ株式会社：ミチーガ®皮下注用60mgシリンジ　適正使用ガイド．2022年8月作成
34) 厚生労働省：最適使用推進ガイドライン　ネモリズマブ（遺伝子組換え）〜アトピー性皮膚炎に伴うそう痒〜．令和4年5月（令和6年5月改訂）．
https://www.mhlw.go.jp/content/12404000/001254159.pdf（2024.9.25アクセス）
35) Igarashi A, et al. Efficacy and safety of nemolizumab in paediatric patients aged 6-12 years with atopic dermatitis with moderate-to-severe pruritus: results from a phase III, randomized, double-blind, placebo-controlled, multicentre study. *Br J Dermatol*. 2023; 190: 20-28.
doi: 10.1093/bjd/ljad268. PMID: 37522351.
36) Wollenberg A, et al. Tralokinumab for moderate-to-severe atopic dermatitis: results from two 52-week, randomized, double-blind, multicentre, placebo-controlled phase III trials (ECZTRA 1 and ECZTRA 2). *Br J Dermatol*. 2021; 184: 437-449.
37) Silverberg JI, et al. Tralokinumab plus topical corticosteroids for the treatment of moderate-to-severe atopic dermatitis: results from the double-blind, randomized, multicentre, placebo-controlled phase III ECZTRA 3 trial. *Br J Dermatol*. 2021; 184: 450-463.
38) Baverel P, et al. A randomized, placebo-controlled, single ascending-dose study to assess the safety, tolerability, pharmacokinetics, and immunogenicity of subcutaneous tralokinumab in Japanese healthy volunteers. *Drug Metab Pharmacokinet*. 2018; 33: 150-158.

IV 薬物療法

39) Simpson EL, et al: Safety of tralokinumab in adult patients with moderate-to-severe atopic dermatitis: pooled analysis of five randomized, double-blind, placebo-controlled phase II and phase III trials. *Br J Dermatol*. 2022; 187: 888-899.

40) Paller AS, et al. Efficacy and Safety of Tralokinumab in Adolescents With Moderate to Severe Atopic Dermatitis: The Phase 3 ECZTRA 6 Randomized Clinical Trial. *JAMA Dermatol*. 2023; 159: 596-605. doi: 10.1001/jamadermatol.2023.0627. Erratum in: *JAMA Dermatol*. 2023; 159: 673. PMID: 37074705; PMCID: PMC10116386.

5. 経口 JAK 阻害薬

　アトピー性皮膚炎に対して、現在3種類の経口 JAK 阻害薬（バリシチニブ、ウパダシチニブ、アブロシチニブ）が使用できる。対象となる効能または効果はすべて既存治療で効果不十分なアトピー性皮膚炎である。しかし対象患者は薬剤ごとに異なることに注意が必要である。

❶ バリシチニブ

　バリシチニブは JAK1/JAK2 を選択的に阻害する[1,2]。バリシチニブは、複数の臨床試験でプラセボと比較して皮疹や瘙痒などの臨床症状を有意に改善させ、睡眠を含む QoL を向上させることが示されている[3~7]。起こりうる副作用は感染症（上気道炎、カポジ水痘様発疹症を含む単純ヘルペス、帯状疱疹、蜂窩織炎、肺炎など）、心血管系事象、深部静脈血栓症である[8,9]。効果が高いことから、寛解導入とその維持に適した薬剤である[3~7]が、効果や副作用の発現を慎重に観察し、投与継続の判断は適切に行われなければならない。

　効能または効果は、既存治療で効果不十分なアトピー性皮膚炎であり、用法および用量は、通常、成人にはバリシチニブとして 4mg を1日1回経口投与する。なお、中等度の腎機能障害があるなど患者の状態に応じて 2mg に減量する。また、最近（2024 年 3 月）、バリシチニブは2歳以上の小児アトピー性皮膚炎に対して適応追加になった。小児に対する用法用量として、2歳以上の患者には体重に応じバリシチニブとして以下の投与量を1日1回経口投与する。30kg 以上であれば通常 4mg を1日1回投与とし、患者の状態に応じて 2mg に減量する。30kg 未満であれば通常 2mg を1日1回投与とし、患者の状態に応じて 1mg に減量する。なお、本剤を使用する前には、「最適使用推進ガイドライン バリシチニブ～アトピー性皮膚炎～」[10]の内容を十分理解し、遵守することが求められる。

❷ ウパダシチニブ（CQ2 参照）

　ウパダシチニブは JAK1 をある程度の特異性をもって阻害する[1,2]。ウパダシチニブは、複数の臨床試験でプラセボと比較して皮疹や瘙痒などの臨床症状を有意に改善させ、睡眠を

IV 薬物療法

含む QoL を向上させることが示されている[11~13]。起こり得る副作用は、感染症（肺炎、敗血症、真菌感染症や結核を含む日和見感染症など）、口腔ヘルペス、帯状疱疹、ざ瘡、血中クレアチンホスホキナーゼ増加である[14]。なお、12~17 歳の群での解析は、ほかの群と比較して有効性はほぼ同等であり、副作用としては、ざ瘡が多い傾向がみられる。効果が高いことから、寛解導入や寛解維持に適した薬剤である[11~13]が、効果や副作用の発現を慎重に観察し、投与継続の判断は適切に行われなければならない。

効能または効果は既存治療で効果不十分なアトピー性皮膚炎であり、用法および用量は、通常、成人にはウパダシチニブとして 15mg を 1 日 1 回経口投与する。なお、患者の状態に応じて 30mg を 1 日 1 回投与することができる。通常、12 歳以上かつ体重 30kg 以上の小児にはウパダシチニブとして 15mg を 1 日 1 回経口投与する。すなわち小児に使用する場合には、12 歳以上かつ体重 30kg 以上という制限があり、投与量を増量することはできない。なお、本剤を使用する前には、「最適使用推進ガイドライン　ウパダシチニブ水和物～アトピー性皮膚炎～」[14]の内容を十分理解し、遵守することが求められる。

③ アブロシチニブ （CQ2 参照）

アブロシチニブは JAK1 を選択的に阻害する。アブロシチニブは、複数の臨床試験でプラセボと比較して皮疹や瘙痒などの臨床症状を有意に改善させ、睡眠を含む QoL を向上させることが示されている[15~18]。起こり得る副作用は、感染症（肺炎、敗血症、真菌感染症や結核を含む日和見感染症など）、悪心、口腔ヘルペス、ざ瘡、血小板減少である[18]。成人と青少年の臨床試験において、有効性や副作用はおおむね同様である。効果が高いことから、寛解導入や寛解維持に適した薬剤である[15~18]が、効果や副作用の発現を慎重に観察し、投与継続の判断は適切に行われなければならない。

効能または効果は、既存治療で効果不十分なアトピー性皮膚炎であり、用法および用量は、通常、成人および 12 歳以上の小児にはアブロシチニブとして 100mg を 1 日 1 回経口投与する。なお、患者の状態に応じて 200mg を 1 日 1 回経口投与することができる。すなわち小児に使用する場合には、12 歳以上であれば体重の制限はなく、増量することも可能である。なお、本剤を使用する前には、「最適使用推進ガイドライン　アブロシチニブ（販売名：サイバインコ錠 200mg, サイバインコ錠 100mg, サイバインコ錠 50mg）～アトピー性皮膚炎～」[19]の内容を十分理解し、遵守することが求められる。

参考文献

1) O'Shea JJ, et al. JAKs and STATs in immunoregulation and immune-mediated disease. *Immunity*. 2012; 36: 542-550.
2) 佐伯秀久, 他. アトピー性皮膚炎におけるヤヌスキナーゼ（JAK）阻害内服薬の使用ガイダンス. 日本皮膚科学会雑誌. 2022; 132: 1797-1812.

3) Simpson EL, et al. Baricitinib in patients with moderate-to-severe atopic dermatitis and inadequate response to topical corticosteroids: results from two randomized monotherapy phase III trials. *Br J Dermatol*. 2020; 183: 242-255.
4) Guttman-Yassky E, et al. Baricitinib in adult patients with moderate-to-severe atopic dermatitis: A phase 2 parallel, double-blinded, randomized placebo-controlled multiple-dose study. *J Am Acad Dermatol*. 2019; 80: 913-921.e9.
5) Reich K, et al. Efficacy and Safety of Baricitinib Combined With Topical Corticosteroids for Treatment of Moderate to Severe Atopic Dermatitis: A Randomized Clinical Trial. *JAMA Dermatol*. 2020; 156: 1333-1343.
6) Silverberg JI, et al. Long-term efficacy of baricitinib in adults with moderate to severe atopic dermatitis who were treatment responders or partial responders: An extension study of 2 randomized clinical trials. JAMA Dermatol. 2021; 157: 691-699.
7) Torrelo A, et al. Efficacy and safety of baricitinib in combination with topical corticosteroids in paediatric patients with moderate-to-severe atopic dermatitis with an inadequate response to topical corticosteroids: results from a phase III, randomized, double-blind, placebo-controlled study (BREEZE-AD PEDS). Br J Dermatol. 2023; 189: 23-32.
8) Bieber T, et al. Pooled safety analysis of baricitinib in adult patients with atopic dermatitis from 8 randomized clinical trials. J Eur Acad Dermatol Venereol. 2021; 35: 476-485.
9) Katoh N, et al. Pooled safety analysis of baricitinib in adult participants with atopic dermatitis in the Japanese subpopulation from six randomized clinical trials. Dermatol Ther（Heidelb）. 2022; 12: 2765-2779.
10) 厚生労働省．最適使用推進ガイドライン バリシチニブ〜アトピー性皮膚炎〜．令和2年12月（令和6年3月改訂）．https://www.pmda.go.jp/files/000267565.pdf（2024.9.28 アクセス）
11) Guttman-Yassky E, et al. Once-daily upadacitinib versus placebo in adolescents and adults with moderate-to-severe atopic dermatitis（Measure Up 1 and Measure Up 2）: results from two replicate double-blind, randomised controlled phase 3 trials. Lancet. 2021; 397: 2151-2168.
12) Reich K, et al. Safety and efficacy of upadacitinib in combination with topical corticosteroids in adolescents and adults with moderate-to-severe atopic dermatitis（AD Up）: results from a randomised, double-blind, placebo-controlled, phase 3 trial. Lancet. 2021; 397: 2169-2181.
13) Katoh N, et al. Safety and Efficacy of Upadacitinib for Atopic Dermatitis in Japan: 2-Year Interim Results from the Phase 3 Rising Up Study: An interim 24-week analysis. Dermatol Ther. 2023; 13: 221-234.
14) 厚生労働省．最適使用推進ガイドライン ウパダシチニブ水和物〜アトピー性皮膚炎〜．令和3年8月（令和6年9月改訂）．https://www.pmda.go.jp/files/000270727.pdf（2024.9.28 アクセス）
15) Silverberg JI, et al. Efficacy and safety of abrocitinib in patients with moderate-to-severe atopic dermatitis: a randomized clinical trial. JAMA Dermatol. 2020; 156: 863-873.
16) Bieber T, et al. Abrocitinib versus placebo or dupilumab for atopic dermatitis. N Engl J Med. 2021; 384: 1101-1112.
17) Eichenfield LF, et al. Efficacy and safety of abrocitinib in combination with topical therapy in adolescents with moderate-to-severe atopic dermatitis: the JADE TEEN randomized clinical trial. JAMA Dermatol. 2021; 157: 1165-1173.
18) Reich K, et al. Abrocitinib efficacy and safety in patients with moderate-to-severe atopic dermatitis: Results from phase 3 studies, including the long-term extension JADE EXTEND study. J Eur Acad Dermatol Venereol. 2023; 37: 2056-2066.
19) 厚生労働省：最適使用推進ガイドライン アブロシチニブ（販売名：サイバインコ錠200mg，サイバインコ錠100mg，サイバインコ錠50mg）〜アトピー性皮膚炎〜．令和5年1月．https://www.pmda.go.jp/files/000249916.pdf（2024.9.28 アクセス）

Ⅳ 薬物療法

6. 抗ヒスタミン薬、漢方薬

　アトピー性皮膚炎に対する内服薬には、経口 JAK 阻害薬、抗ヒスタミン薬、漢方薬のほかに、シクロスポリンやステロイド内服薬があるが、小児には推奨しないため本手引きでは記載しない。

❶ 抗ヒスタミン薬

　抗ヒスタミン薬は、アトピー性皮膚炎の瘙痒に対して国内外を問わず実臨床で使用されている。抗ヒスタミン薬にステロイド外用薬を追加した場合の治療効果を検証するメタ解析では、アトピー性皮膚炎の痒みに対する相乗的な効果が示されている[1]。また、ステロイド外用薬やタクロリムス軟膏などの抗炎症外用薬と保湿剤による外用療法の併用薬として、抗ヒスタミン薬の有用性がランダム化比較試験で検証されている。主要評価項目は瘙痒に対する効果および安全性や一部で初回再燃までの期間としている。そのうち 25 件を評価したメタ解析では、治療期間、薬剤の種類、投与量、併用外用薬、評価項目がさまざまでありプールした評価は実施できず、3 種類の薬剤で解析した結果、抗ヒスタミン薬は外用薬の追加治療として有効であるとの確固たるエビデンスは見出せなかったと報告している[2]。一方、国内からの非鎮静性第二世代抗ヒスタミン薬での検討では有効性を示す報告が多く、長期間安全に使用でき[3]、アレルギー性鼻炎・結膜炎や蕁麻疹など合併症の症状を緩和する効果も認められることから、非鎮静性第二世代抗ヒスタミン薬の使用はアトピー性皮膚炎における抗炎症外用治療の補助療法として提案される。一方、抗ヒスタミン薬単剤での治療効果を検証したメタ解析では信頼できるエビデンスは存在せず[4]、抗炎症外用薬を使用することなく抗ヒスタミン薬のみで治療することは推奨されない。

　抗ヒスタミン薬には、抗コリン作用や鎮静作用が比較的強い鎮静性抗ヒスタミン薬（第一世代）と、眠気・インペアードパフォーマンス（眠気の自覚を伴わない集中力、判断力、作業能率などの低下）・倦怠感などが少なく抗コリン作用のない非鎮静性抗ヒスタミン薬（第二世代）がある。中枢抑制作用に関して、脳内 H1 受容体占拠率の程度により、50％以上を鎮静性、50〜20％を軽度鎮静性、20％以下を非鎮静性と 3 群に分け、第二世代はおおむね 30％以下であることが示されている。現在、脳内 H1 受容体占拠率は臨床における薬理学的指標の一

6. 抗ヒスタミン薬、漢方薬

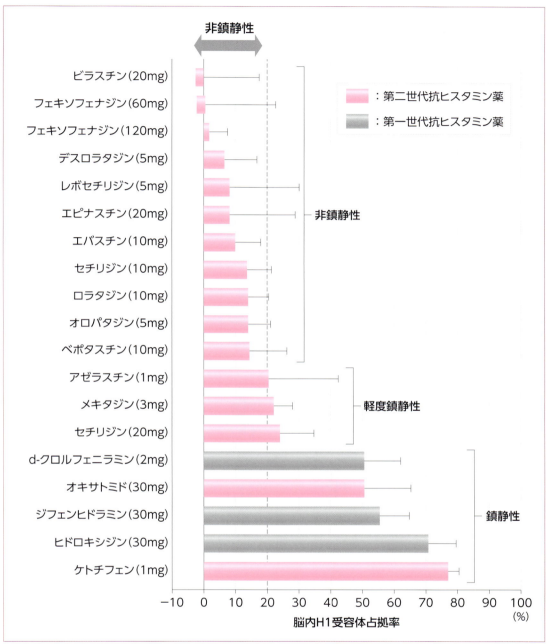

図Ⅳ-4 抗ヒスタミン薬の脳内H1受容体占拠率と鎮静性　　　　（文献5より改変して引用）

つになっている（**図Ⅳ-4**）[5]。アトピー性皮膚炎の治療には鎮静性および非鎮静性ともに治療効果には差がみられないことから、非鎮静性第二世代抗ヒスタミン薬（**表Ⅳ-4**）を選択する。

　抗ヒスタミン薬の添付文書では、ケトチフェンは「てんかん又はその既往歴のある患者」で禁忌、セチリジン、レボセチリジンは「てんかん等の痙攣性疾患又はこれらの既往歴のある患者」で慎重投与、ロラタジンでは重大な副作用として「痙攣」がそれぞれ記載されてお

IV 薬物療法

表IV-4　第二世代抗ヒスタミン薬（小児適応があるもの）

一般名	代表的な商品名	剤形	成人用法・用量	小児適応	小児用法・用量
メキタジン	ニポラジン、ゼスラン	錠、細粒、シロップ	1回 3mg 1日2回	1歳以上	1回 0.06mg/kg 1日2回
エピナスチン塩酸塩	アレジオン	錠、ドライシロップ	1回 20mg 1日1回	3歳以上	0.25〜0.5mg/kg （20mg/日まで） 1日1回
セチリジン塩酸塩	ジルテック	錠、ドライシロップ	1回 10mg 1日1回 就寝前	2歳以上	2〜6歳　　1回 2.5mg 1日2回 7〜14歳　　1回 5mg 1日2回
ベポタスチンベシル酸塩	タリオン	錠、OD錠	1回 10mg 1日2回	7歳以上	1回 10mg 1日2回
フェキソフェナジン塩酸塩	アレグラ	錠、OD錠、ドライシロップ	1回 60mg 1日2回	6か月以上	6か月〜1歳11か月　　1回 15mg 1日2回 2〜11歳　　1回 30mg 1日2回 12歳以上　　1回 60mg 1日2回
オロパタジン塩酸塩	アレロック	錠、OD錠、顆粒	1回 5mg 1日2回 朝食後および就寝前	2歳以上	2〜6歳　　1回 2.5mg 1日2回 7歳以上　　1回 5mg 1日2回
ロラタジン	クラリチン	錠、レディタブ錠、ドライシロップ	1回 10mg 1日1回 食後	3歳以上	3〜6歳　　1回 5mg 1日1回 7歳以上　　1回 10mg 1日1回
レボセチリジン塩酸塩	ザイザル	錠、シロップ、ドライシロップ	1回 5mg 1日1回 就寝前	6か月以上	6〜11か月　　1回 1.25mg 1日1回 1〜6歳　　1回 1.25mg 1日2回 7〜14歳　　1回 2.5mg 1日2回
デスロラタジン	デザレックス	錠	1回 5mg 1日1回	12歳以上	1回 5mg 1日1回
ルパタジンフマル酸塩	ルパフィン	錠	1回 10mg （20mgまで） 1日1回	12歳以上	1回 10mg 1日1回

＊主な注意事項、禁忌、慎重投与等は全事象を記述していないため詳細は添付文書等を参照のこと。

72 ● 小児のためのアトピー性皮膚炎の予防と治療の手引き

り、小児に使用する場合には注意が必要である。また、添付文書では妊娠中や授乳中には投与・授乳を避けることが望ましいとの記載が多い。一方で、ADGL2024「CQ22：妊娠・授乳中の抗ヒスタミン薬内服は安全か」では、「エビデンスは完全ではないが、妊娠中、授乳中の抗ヒスタミン薬投与は安全と考えられる」と記載されている[6,7]。

　本疾患の瘙痒メカニズムは多様で、ヒスタミンに限らず、IL-31 などのサイトカイン、瘙痒を伝達する C 線維の異常分布、サブスタンス P や神経成長因子などの神経ペプチドの関与なども報告されている。最近、フェキソフェナジンがアトピー性皮膚炎患者の血清 IL-31 を低下させるとの報告がある[8]。また、生物学的製剤の抗 IL-4/IL-13 受容体抗体や抗 IL-31 抗体、JAK 阻害薬の瘙痒に対する顕著な効果も示されている。

　抗ヒスタミン薬の瘙痒抑制効果は患者個人の重症度や病像などにより異なるため、抗炎症外用薬と保湿薬による外用療法に加えて補助療法としての抗ヒスタミン薬内服の必要性を判断するとともに、開始後は瘙痒に対する有効性を評価することが望まれる。

❷ 漢方薬

　漢方療法を併用または補助的治療とすることが有用な場合もあることは否定できない。しかし、アトピー性皮膚炎に対する漢方療法の有用性を検討した臨床研究の多くは、数十例程度の症例集積研究であり、二重盲検ランダム化比較試験の中で国内の一般的な皮膚科で処方が可能な方剤に関するものは「消風散」[9] と「補中益気湯」[10] を用いた 2 件のみである。前者はステロイドなどの抗炎症外用薬による治療で皮疹が軽快しない例に、後者は「疲れやすい」「体がだるい」「根気が続かない」などアンケートで気虚を有すると判断した例を対象に、従来からのステロイドなどの抗炎症外用薬治療と併用して用いたところ、前者では有意な皮疹の改善がみられ、後者ではステロイド外用薬を減量できた。

　海外での Zemaphyte を用いた二重盲検ランダム化比較試験ではその有効性が報告される一方[11,12] で、別の研究班からは否定的な報告[13] もある。すなわち現時点では、「アトピー性皮膚炎には A という方剤」という画一的な処方の有用性は明らかではない。

　今後は皮疹の性状から方剤を選択することの有用性に関する評価も含め、慎重な検討が必要である。また、甘草を含む方剤による偽アルドステロン症や、補中益気湯による間質性肺炎、肝機能障害、黄疸などの副作用が報告されており、漢方療法は漢方薬に習熟した医師のもとで行われる。

参考文献

1) Hur MS, et al. Synergistic Effect of H1-Antihistamines on Topical Corticosteroids for Pruritus in Atopic Dermatitis: A Systematic Review and Meta-Analysis., *Ann Dermatol*. 2019; 31: 420-425.

2) Matterne U, et al. Oral H1 antihistamines as 'add-on' therapy to topical treatment for eczema. *Cochrane Database Syst Rev*. 2019; 1: Cd012167.

Ⅳ 薬物療法

3) Yanai K, et al. Efficacy and Safety of Non-brain Penetrating H(1)-Antihistamines for the Treatment of Allergic Diseases. *Curr Top Behav Neurosci*. 2022; 59: 193-214.
4) Apfelbacher CJ, et al. Oral H1 antihistamines as monotherapy for eczema. *Cochrane Database Syst Rev*. 2013; 2013: Cd007770.
5) 谷内一彦. 薬理作用から見た理想的な抗ヒスタミン薬治療. 日本耳鼻咽喉科学会会報. 2020; 123: 196-204.
6) 佐伯秀久, 他. アトピー性皮膚炎診療ガイドライン 2024. 日本皮膚科学会雑誌. 2024; 134: 2741-2843.
7) 佐伯秀久, 他. アトピー性皮膚炎診療ガイドライン 2024. アレルギー. 2024; 73: inpress.
8) Ningombam A, et al. Addition of oral fexofenadine to topical therapy leads to a significantly greater reduction in the serum interleukin-31 levels in mild to moderate paediatric atopic dermatitis. *Clin Exp Dermatol*. 2022; 47: 724-729.
9) Cheng HM, et al. The efficacy and safety of a Chinese herbal product (Xiao-Feng-San) for the treatment of refractory atopic dermatitis: a randomized, double-blind, placebo-controlled trial. *Int Arch Allergy Immunol*. 2011; 155: 141-148.
10) Kobayashi H, et al. Efficacy and Safety of a Traditional Herbal Medicine, Hochu-ekki-to in the Long-term Management of Kikyo (Delicate Constitution) Patients with Atopic Dermatitis: A 6-month, Multicenter, Double-blind, Randomized, Placebo-controlled Study. *Evid Based Complement Alternat Med*. 2010; 7: 367-373.
11) Sheehan MP, et al. A controlled trial of traditional Chinese medicinal plants in widespread non-exudative atopic eczema. *Br J Dermatol*. 1992; 126: 179-184.
12) Sheehan MP, et al. Efficacy of traditional Chinese herbal therapy in adult atopic dermatitis. *Lancet*. 1992; 340: 13-17.
13) Fung AY, et al. A controlled trial of traditional Chinese herbal medicine in Chinese patients with recalcitrant atopic dermatitis. *Int J Dermatol*. 1999; 38: 387-392.

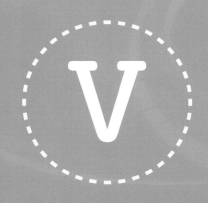

V

スキンケア
その他の療法

1. 保湿剤とスキンケア

① 表皮バリア機能と保湿剤

皮膚は生体の最外層の防御バリアを形成し、そのバリア機能は表皮の状態に依存する[1]。表皮の最外層に位置する角層はフィラグリンの分解産物である天然保湿因子を含む角質細胞とセラミド、コレステロール、脂肪酸を含む細胞間脂質で構成されている[2,3]。こうした成分の異常は皮膚バリア機能を低下させ、ドライスキンをもたらす[4]。アトピー性皮膚炎の症状にはドライスキンがあるため、さまざまな刺激への抵抗力が低く、外部からの異物やアレルゲンの侵入が容易となる。これらは皮膚の炎症をもたらし皮膚炎の悪化につながる。そこで、アトピー性皮膚炎の治療の一環として、皮膚の保湿機能や保護機能を補正する外用薬や保湿剤の使用が必要となる。保湿剤の使用だけでは皮膚の炎症を解消することはできないため、抗炎症薬の使用が必要となるが、炎症の再発を防ぎ寛解状態を維持するためには保湿剤の使用が重要な役割を果たす[5~7]。

保湿剤は医療機関で処方できる医薬品だけでなく、医薬部外品、化粧品、としても多数の製品が市販されているが、アトピー性皮膚炎の治療や予防に特化した理想的な保湿剤を選択することは難しい。異なる保湿剤でアトピー性皮膚炎の予防効果を比較したパイロット的なランダム化比較試験の結果は検出力の不足で有意差は示せなかったが、保湿剤の種類によって差がありそうだということが示唆されており、今後の研究開発が期待される段階である[8]。

② 保湿剤の成分と用語について

保湿剤は英語では emollients または moisturisers と表現され、両者は同義に扱われていることが多い[9]。米国では moisturisers が日本語の保湿剤とほぼ同義で使用されているが、欧州のガイドラインには「Emollients usually contain a humectant or moisturizer」と記載があり[10]、emollients が日本語の保湿剤とほぼ同義で使用されている。moisturisers は皮膚に水分を補給する製品であり、emollients は皮膚を柔らかく滑らかにする成分を含有する moisturisers であるとの記載もある[11~13]が、moisturisers には親水性の成分である humectants*1 を含むものが多いとの記載もあり[9]、用語の使用には著者による微妙な差があって統一された厳密な区別はないようである。乾燥し亀裂が入った表皮の細胞間隙を埋め皮膚を

滑らかにする emollients の成分自体もラノリンやステアリン酸グリセリルをはじめさまざまあり、さらに occlusives*2 や humectants*1 の成分を加え、防腐剤や界面活性剤などを添加して（無添加のものもある）製品化されるため、保湿剤（emollients, mosturisers）には実に多彩な商品が存在する。また、医療機関で処方できる医薬品のほうが、医薬部外品や化粧品として医師の処方なしに購入することができる保湿剤よりも必ずしも優れているというわけではない[14, 15]。

*1 humectants：親水性の成分で角層の水分を保持する。グリセリン、尿素、サリチル酸、α-ヒドロキシ酸、など。
*2 occlusives：表皮を疎水性（親油性）の膜で覆い、水分の蒸発を防ぐ成分。ワセリン、パラフィン、鉱物油、ジメチコン、など。

❸ 保湿剤・外用薬の形状

軟膏：白色ワセリンが主成分（80％以上）、疎水性が強く occlusives や emollients としての機能が高いが、べとつき感が強く患者の受け入れは必ずしもよくない[13, 16]。慢性的な苔癬病変や湿潤面の塗布に向く。防腐剤や界面活性剤を含有しない製品も多く安全性は高い。外用薬選択の基本で、基剤として用いられることが多い。ただし、「～軟膏」の製品名でも実際にはクリーム剤のことがある。

クリーム：親水性の成分である humectants の割合が軟膏よりも多く[13]、疎水性の成分である occlusives と混合し、親油性（吸水性）の油中水型（water in oil）または親水性の水中油型（oil in water）に調整されている。急性・亜急性の病変に向き、emollients としての機能と患者の受け入れのよさのバランスがとれている[13, 16]が、いずれも界面活性剤（乳化剤）を含有し、防腐剤の添加を必要とすることが多い。

ローション：水溶性成分が多い（50％以上）乳濁液で広い面積に塗布しやすいが、油脂性成分が少なく乾燥肌にはあまり適さない[12, 15]。

フォーム：圧縮された乳濁液が泡状に押し出されて皮膚につけやすいため、炎症のある部位や敏感な部位に塗布しやすい。ローションと同じく油脂性成分は少ない[13]が、油脂性成分を含まないものもある。

❹ 保湿剤の使い方・選び方

保湿剤とステロイド外用薬のどちらを先に塗布すべきかについては、医師によって意見が分かれているが、ステロイド外用薬など抗炎症薬の塗布より前に保湿剤を塗布した場合は、後から保湿剤を塗布した場合に比べてステロイド外用薬の治療効果がやや弱くなるという報告がある[17]。純度の高い脂溶性の保湿剤は、不純物による副作用の懸念が低く、油脂性成

分が皮膚を被覆して水分の蒸発を防ぎ角質細胞の間隙を埋めている細胞間脂質との親和性もあるため、emollients 効果が期待できる安全性の高い製剤である。しかしこうした軟膏製剤には、毛孔をふさぎ汗の蒸散を抑制することや、被服や下着に付着すると通常の洗濯では完全な洗浄が困難であることなどの欠点もある。

クリーム、ローション、フォームなどは、塗り心地はよく患者の受け入れはよいが、油と水という本来混合しない性質の成分を共存させるために界面活性剤（乳化剤）を必要とすることや細菌の繁殖を抑制するための防腐剤（パラベンやフェノキシエタノールが多い）が添加されている製品が多く、上皮バリア仮説[18]の観点からは、必ずしも好ましい成分ばかりで構成されているわけではない。

いずれの保湿剤も無塗布の場合に比べて、アトピー性皮膚炎患者の皮膚を改善する効果が報告されており[15]、ステロイド外用薬の長期連用を避けるためにも保湿剤の使用は欠かせない。小児の場合、適切な外用療法と非薬物療法を含めた総合的な対策を講ずることで長期的な寛解維持を実現できると外用療法が不要となるケースも稀ではないので、最終的な目的を無治療に置いて、保湿剤の必要な患者の個々の事情に合わせた選択をきめ細かく行っていくのが望ましい。

外用回数は1日1回よりも1日2回（朝・夕）外用のほうが、保湿効果が高いことが健康成人を対象とした研究で報告されている[19]が、乳児を対象とした別の保湿剤の研究では、1日2回よりも1日1回塗布のほうがアトピー性皮膚炎の発症率が低いというデータもあり[8]、保湿剤の種類や形状あるいは対象者の年齢や皮膚状態・重症度などによって最善の治療が異なる可能性もある。1日2回よりも1日1回塗布のほうが負担が少ないため、保護者が自主的に1日1回塗布に減らしてしまうケースは少なくないが、1日1回塗布で良好な結果が得られるのであれば、一律に1日2回を勧める必要はない。ただし、塗布量が少ないと効果は期待できない。目安には finger-tip unit（FTU）を用いる。1FTU は第2指の先端から第1関節部まで口径5mm のチューブから押し出された量（約0.5g）で、英国成人の手掌で2枚分、すなわち成人の体表面積のおよそ2% に対する適量であることが示されている[20〜23]。

一般的に、アトピー性皮膚炎患者の皮膚は病変部位だけでなく、正常に見える部分も経皮水分蒸散量（TEWL）が多くドライスキン状態にあり[24]、潜在的な炎症の存在が示されている[24, 25]。そのため、保湿剤は正常に見える部位も含めて全身に塗布することが望ましい。また、抗炎症作用のある外用薬などの治療で皮膚炎が寛解した後にも保湿剤を継続して使用することは、寛解状態の維持に有効である[26]。

⑤ 皮膚の洗浄と入浴

純石鹸（soap）はアルカリ性であるため、皮膚に残ると角層の pH が上昇し内因性・外因性のプロテアーゼ活性が増強する。その結果、角質接着斑（corneo-desmosome）が破壊されて表皮バリアが低下するため、欧米のガイドラインには soap を使用すべきではないと記

載されている[27, 28]。しかし、日本の大規模出生コホート研究（エコチル調査）では、入浴時に石鹸を使う頻度が低いほど3歳でのアトピー性皮膚炎の発症が増えるというデータが報告されている[29]。

　日本のような洗い場がない欧米のバスルームでの皮膚の洗浄と入浴方法では、皮膚に残留する石鹸の影響を考慮する必要があるかもしれないが、石鹸をお湯で洗い落とす日本の入浴方法の場合は、むしろ石鹸を使って皮膚に付着した汚れを落としたほうが皮膚への刺激が減り、好ましい結果をもたらす可能性がある。日本では適切な洗浄剤の使用によって皮膚炎重症度が軽減したとの報告もある[30, 31]。添加する成分を調整して弱酸性にした合成洗浄剤も市販されており欧米ではよく使用されるが、洗浄力が弱く皮膚の付着物を十分に洗い落とせないと感じる場合もある。こうした弱酸性の洗浄剤には保湿成分が含まれていて手荒れや肌荒れが改善するケースもあり、患者の重症度や使用している外用薬の種類や量、さらに好みなども考慮して選択する。

　入浴やシャワーのお湯の温度に関しては、皮膚バリア機能回復の至適温度とされる38〜40℃がよく[32]、42℃以上の湯温は皮脂や天然保湿因子の溶出が生じること、瘙痒が惹起されるため推奨されていない[33〜35]。

参考文献

1） Barnes TM, et al. Vehicles for Drug Delivery and Cosmetic Moisturizers: Review and Comparison. *Pharmaceutics*. 2021; 13: 2012.
2） Elias PM. Stratum corneum defensive functions: An integrated view. *J Investig Dermatol*. 2005; 125: 183-200.
3） Roure R, et al. Methods to assess the protective efficacy of emollients against climatic and chemical aggressors. *Dermatol Res Pract*. 2012; 2012: 864734.
4） Kim Y, et al. Skin barrier dysfunction and filaggrin. *Arch Pharm Res*. 2021; 44: 36-48.
5） Lodén M, et al. A double-blind study comparing the effect of glycerin and urea on dry, eczematous skin in atopic patients. *Acta Derm Venereol*. 2002; 82: 45-47.
6） 川島　眞, 他. アトピー性皮膚炎患者の皮膚生理学的機能異常に対する保湿剤の有用性. 日本皮膚科学会雑誌. 2007; 117: 969-977.
7） van Zuuren EJ, et al. Emollients and moisturisers for eczema. *Cochrane Database Syst Rev*. 2017; 2: CD012119.
8） Inuzuka Y, et al. Prevention of atopic dermatitis in high-risk neonates via different types of moisturizer application: A randomized, blinded, parallel, three-group, phase II trial（PAF study）. *J Eur Acad Dermatol Venereol*. 2023; 37: 2526-2536.
9） Lodén M. Role of topical emollients and moisturizers in the treatment of dry skin barrier disorders. *Am J Clin Dermatol*. 2003; 4: 771-788.
10） Wollenberg A, et al. *J Eur Acad Dermatol Venereol*. 2022; 36: 1904-1926.
11） Rawlings AV, et al. Moisturizer technology versus clinical performance. *Dermatol Ther*. 2004; 17（Suppl 1）: 49-56.
12） Lodén M, et al. The effect of a corticosteroid cream and a barrier-strengthening moisturizer in hand eczema. A double-blind, randomized, prospective, parallel group clinical trial. *J Eur Acad Dermatol Venereol*. 2012; 26: 597-601.

13) Dandy SG, et al. Vehicles for atopic dermatitis therapies: more than just a placebo. *J Dermat Treat.* 2022; 33: 685-698.

14) Chu DK, et al. Atopic dermatitis（eczema）guidelines: 2023 American Academy of Allergy, Asthma and Immunology/American College of Allergy, Asthma and Immunology Joint Task Force on Practice Parameters GRADE-and Institute of Medicine-based recommendations. *Ann Allergy Asthma Immunol.* 2024; 132: 274-312.

15) Zuuren EJ, et al. Emollients and moisturizers for eczema: abridged Cochrane systematic review including GRADE assessments. *Br J Derm.* 2017; 177: 1256-1271.

16) Buhse L, et al. Topical drug classification. *Int J Pharm.* 2005; 295: 101-112.

17) Voegeli D. Topical steroids and emollients in atopic eczema – which should be applied first? *Pract Nurs.* 2017; 28: 14-20.

18) Akdis CA. The epithelial barrier hypothesis proposes a comprehensive understanding of the origins of allergic and other chronic noncommunicable disease. *J Allergy Clin Immunol.* 2022; 149: 41-44.

19) 大谷真理子, 他. 保湿剤の効果に及ぼす塗布量および塗布回数の検討. 日本皮膚科学会雑誌. 2012; 122: 39-43.

20) Long CC, et al. The finger-tip unit-a new practical measure. *Clin Exp Dermatol.* 1991; 16: 444-447.

21) Long CC, et al. The rule of hand: 4 hand areas＝2 FTU＝1g. *Arch Dermatol.* 1992; 128: 1129-1130.

22) 中村光裕, 他. 保湿剤の至適外用方法の検討. 皮膚の科学. 2006; 5: 311-316.

23) Werner Y, et al. Transepidermal water loss in dry and clinically normal skin in patients with atopic dermatitis. *Acta Derm Venereol.* 1985; 65: 102-105.

24) Guttman-Yassky E, et al. Use of Tape Strips to Detect Immune and Barrier Abnormalities in the Skin of Children With Early-Onset Atopic Dermatitis. *JAMA Dermatol.* 2019; 155: 1358-1370.

25) Pavel AB, et al. Tape strips from early-onset pediatric atopic dermatitis highlight disease abnormalities in nonlesional skin. *Allergy.* 202176: 314-325.

26) 川島 眞, 他. アトピー性皮膚炎の寛解維持における保湿剤の有用性の検討. 日本皮膚科学会雑誌. 2007; 117: 1139-1145.

27) Wollenberg A, et al. Consensus-based European guidelines for treatment of atopic eczema（atopic dermatitis）in adults and children: part I. *JEADV.* 2018; 32: 657-682.

28) Eichenfield LF, et al. Guidelines of care for the management of atopic dermatitis: section 2. Management and treatment of atopic dermatitis with topical therapies. *J Am Acad Dermatol.* 2014; 71: 116-132.

29) Kato T, et al. Association of soap use when bathing 18-month-old infants with the prevalence of allergic diseases at age 3 years: The Japan Environment and Children's Study. *Pediatr Allergy Immunol.* 2023; 34: e13949.

30) Uehara M, et al. Use of soap in the management of atopic dermatitis. *Clin Exp Dermatol.* 1985; 10: 419-425.

31) 上原正己. アトピー性皮膚炎における入浴時の石鹸使用について. 皮膚科の臨床. 1981; 23: 1049-1052.

32) Denda M, et al. Effects of skin surface temperature on epidermal permeability barrier homeostasis. *J Invest Dermatol.* 2007; 127: 654-659.

33) Ikoma A, et al. Painful stimuli evoke itch in patients with chronic pruritus: central sensitization for itch. *Neurology.* 2004; 62: 212-217.

34) Murota H, et al. Artemin causes hypersensitivity to warm sensation, mimicking warmth-provoked pruritus in atopic dermatitis. *J Allergy Clin Immunol.* 2012; 130: 671-682. e4.

35) Cheng X, et al. TRP channel regulates EGFR signaling in hair morphogenesis and skin barrier formation. *Cell.* 2010; 141: 331-343.

2. 非薬物療法（悪化因子対策）

　悪化因子の検索と対策は、薬物療法、スキンケアとともにアトピー性皮膚炎の治療の基本とされている。しかし患者家族が悪化因子の対策を行う負担に比して、一部を除いて対策の効果が認められるまでには時間を要する。薬物療法とスキンケアの組み合わせだけで多くの患者の湿疹は速やかに改善するが、悪化因子が残存していれば湿疹は再燃する可能性が高くなる。適切な薬物療法にもかかわらず湿疹のコントロールが不良なときは、悪化因子の存在を疑って特定するための検索を行う。

　悪化因子を特定するためには生活環境、湿疹悪化時の状況などの詳細を患者家族に尋ねる。悪化因子は一つとは限らず、また一度の診察だけで特定できないこともあるため、繰り返し問診を行う。

　悪化因子が特定されたら、悪化因子から患者を回避させることが望ましい。完全に回避させることが難しい場合には、患者家族ができる範囲での対策を指導して、悪化因子の影響を軽減させる。以下に小児で注意すべき代表的な悪化因子を列挙する。

① ダニ抗原

　本邦では小児において吸入抗原の中で最も高い感作率（特異的IgE抗体の陽性率）を示すのはダニ抗原である[1]。アレルギー疾患で問題となるのはチリダニで、保険診療ではヤケヒョウヒダニ（Der p 1）やコナヒョウヒダニ（Der f 1）の特異的IgE抗体価が測定できる。アトピー性皮膚炎患者の多くが感作されているが、感作陽性の患者であっても環境中のダニが直接的に皮疹や症状の悪化因子になるとは限らない。

　以前は気管支喘息と同様にアトピー性皮膚炎の患者がいる家族に対しても、ダニ抗原を減らすための環境整備（環境調整）が指導されていた。しかし欧米の研究を中心とした系統的レビューで、ダニ抗原の対策にはアトピー性皮膚炎の症状を改善させる十分な効果が得られないと結論付けられた[2]。系統的レビューで検討されたランダム化比較試験7試験のうち、小児患者を対象にした2試験でもそれぞれダニ抗原対策の効果は認められていない[3,4]。この結果をうけて欧米のガイドラインでは、アトピー性皮膚炎患者に対してダニ抗原の対策を一律に指導することは推奨されていない。日本は、欧米や北欧諸国と比較して自宅環境中の

ダニ抗原量が多い[5]。日本の自宅環境中には症状閾値とされる 1g ダストあたり 10μg を超える抗原量が確認されることが多いため[6]、欧米と異なりダニ抗原対策の効果が得られる可能性もある。

またダニ抗原を用いた免疫療法（皮下免疫、舌下免疫）については、外用療法と併用することで湿疹の重症度や QoL の改善に効果があることが報告されている[7]。しかし副作用も考慮すると積極的には推奨されない。また我が国では、アトピー性皮膚炎に対する保険適用はない。

問診によってダニ抗原が悪化因子と判断される患者には、自宅で無理のない範囲での環境整備を指導する（表V-1）。

表V-1　ダニ抗原への主な対策の例[8]

- 寝具にダニ対策用カバー（ダニ抗原を通さないシーツなど）を使用する
- 寝具に掃除機掛けをする
- 寝具を定期的(1〜2週ごと)に洗濯する
- 寝室のじゅうたんやぬいぐるみを撤去する
- 室内を適度な湿度(45%以下)に保つ
- 定期的に部屋に掃除機を掛ける

❷ 花粉抗原

特定の花粉の飛散時期に、顔面や四肢などの露出部位に湿疹の悪化を伴うことがある。近年、花粉症（季節性アレルギー性鼻炎・結膜炎）初発時期の低年齢化が報告されており、学童期では通年性アレルギー性鼻炎よりもスギ花粉症の有病率が高くなっている[9]。外出後に湿疹の悪化を認め、それが季節性に認められる場合には花粉抗原による影響を疑う（表V-2）。

表V-2　花粉抗原への主な対策の例

- 外出時はマスク、ゴーグル、長袖長ズボンなどを着用して露出部位を減らす
- 飛散時期の外出時間を短くする
- 室内に入る前に衣類についた花粉抗原を払い落とす
- 帰宅直後にシャワー浴などで皮膚に付着した花粉抗原を除去する

❸ ペット抗原

　ペットで問題となるのは有毛動物で、主に皮屑に由来する抗原が原因となる。自宅で飼育しているペットが悪化因子になる可能性が高いが、自宅でなくとも祖父母宅で飼育している動物が悪化因子になることもある。特にネコやイヌの抗原は空中に浮遊しやすいため、気流や衣服に付着して室内に持ち込まれやすい。飼育中止後も室内にペットの抗原が残存することも報告されている[10]。また皮屑以外にペットの唾液に含まれる抗原もアレルギー反応を引き起こす[11]。近年ではイヌ、ネコ以外にもさまざまなペットが飼育されるようになり、患者が曝露されるペット抗原も多様化している。一般的にペットを飼育している家庭の患者には、ペット抗原の特異的IgE抗体が検出されることが多い[12]。しかし特異的IgE抗体が陽性であっても、ペット抗原によるアレルギー症状を伴わないこともある。「ペットは家族の一員」という理由で対策に消極的な家庭もあるが、ほかの吸入抗原と同じくペットによる湿疹や症状の悪化が疑われる場合には対策方法を提案する（**表V-3**）。

表V-3　ペット抗原への主な対策の例[13]

- ペットを手放す
- ペット（特にイヌ）を頻繁に洗う
- 寝室など患者が長時間過ごす部屋にペットを入れない
- 屋外飼育する

❹ 食物

　食物アレルギーの患者でアトピー性皮膚炎を合併している割合は、低年齢ほど高い。以前は、特異的IgE抗体価が陽性という理由や、疫学的に頻度が高いという理由だけでアトピー性皮膚炎に対して食物除去が指導されていたこともあった。しかし乳幼児期の不適切な食物除去は、成長・発達障害を引き起こす可能性が増すだけでなく、家族にも不要な負担を強いることにもなる。特定の食物がアトピー性皮膚炎の悪化因子と疑われた場合でも、まずは抗炎症外用薬を中心とした外用療法を行う。外用療法後も湿疹が改善しないときは、特異的IgE抗体価検査や食物除去試験・食物負荷試験によって診断を確定させてから、除去食療法の必要性を判断する（**図V-1**）[14]。

V スキンケア その他の療法

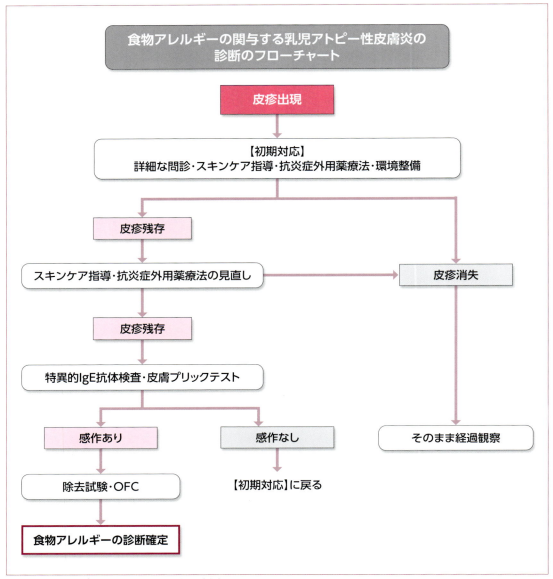

図 V-1 食物が原因と思われる際の対応　　　　　　　　　　　　　　（文献14より引用改変）
OFC：食物経口負荷試験

❺ その他

　皮膚の乾燥や日焼けを防ぐために使用される市販の保湿剤や日焼け止め、スキンケアで使用する石鹸（洗浄剤）やシャンプーなど、日常生活で皮膚に使用するものがアレルギー性接触皮膚炎を来すことがある[15, 16]。アレルギー機序以外にもすすぎ残しや使用によって刺激性皮膚炎を誘発する可能性もある。これらの製品によって湿疹が悪化したと判断された場合には、一時的に使用を控えて湿疹が改善するかを確認する。

発汗部位に限って湿疹が悪化し、患者自身の汗が悪化因子と疑われることがある[17]。しかし、発汗は重要な生理現象であるため、発汗を否定するような指導は行わない。汗が悪化因子と考えられる際は、発汗後に汗を洗い流す、拭き取る、衣服を着替えるなどの対策を行う。

乳幼児では摂取した食物や唾液が食後や入眠中に顔面、特に口周囲に付着して湿疹を悪化させることがある。いわゆる「よだれかぶれ」の対策としては、皮膚に付着した唾液をこまめに拭き取るようにするが、市販のウェットティッシュでもアレルギー性接触皮膚炎を起こす可能性もあるため注意が必要である。また食前など唾液が付着する前に、口周囲から下顎にわたる広範囲にワセリンなどを塗布して湿疹の悪化を予防する。

参考文献

1) Minami T, et al. Regional differences in the prevalence of sensitization to environmental allergens: Analysis on IgE antibody testing conducted at major clinical testing laboratories throughout Japan from 2002 to 2011. *Allergol Int*. 2019; 68: 440-449.
2) Nankervis H, et al. House dust mite reduction and avoidance measures for treating eczema. *Cochrane Database Syst Rev*. 2015; 1: CD008426.
3) Ricci G, et al. Mite allergen (Der p 1) levels in houses of children with atopic dermatitis: the relationship with allergometric tests. *Br J Dermatol*. 1999; 140: 651-655.
4) 遠藤薫, 他. アトピー性皮膚炎におけるダニ除去の効果の判定（二重盲検試験）. アレルギー. 1997; 46: 1013-24.
5) 福富友馬, 他. 室内環境中のダニ・昆虫とアレルギー疾患. 室内環境. 2009; 12: 87-96.
6) Sporik R, et al. Exposure to house-dust mite allergen (Der p I) and the development of asthma in childhood. A prospective study. *N Engl J Med*. 1990; 323: 502-507.
7) Yepes-Nunez JJ, et al. Allergen immunotherapy for atopic dermatitis: Systematic review and meta-analysis of benefits and harms. *J Allergy Clin Immunol*. 2023; 151: 147-158.
8) Wilson JM, et al. Home Environmental Interventions for House Dust Mite. *J Allergy Clin Immunol Pract*. 2018; 6: 1-7.
9) 松原 篤, 他. 鼻アレルギーの全国疫学調査2019（1998年、2008年との比較） 速報 耳鼻咽喉科医およびその家族を対象として. 日本耳鼻咽喉科学会会報. 2020; 123: 485-490.
10) Wood RA, et al. The effect of cat removal on allergen content in household-dust samples. *J Allergy Clin Immunol*. 1989; 83: 730-734.
11) Polovic N, et al. Dog saliva - an important source of dog allergens. *Allergy*. 2013; 68: 585-592.
12) Ichikawa K, et al. High prevalence of sensitization to cat allergen among Japanese children with asthma, living without cats. *Clin Exp Allergy*. 1999; 29: 754-761.
13) Ahluwalia SK, et al. Indoor Environmental Interventions for Furry Pet Allergens, Pest Allergens, and Mold: Looking to the Future. *J Allergy Clin Immunol Pract*. 2018; 6: 9-19.
14) 海老澤元宏, 他. 食物アレルギーの診療の手引き2023. 2024.
15) Giordano-Labadie F, et al. Frequency of contact allergy in children with atopic dermatitis: results of a prospective study of 137 cases. *Contact Dermatitis*. 1999; 40: 192-195.
16) Mailhol C, et al. Prevalence and risk factors for allergic contact dermatitis to topical treatment in atopic dermatitis: a study in 641 children. *Allergy*. 2009; 64: 801-806.
17) Murota H, et al. Why does sweat lead to the development of itch in atopic dermatitis? *Exp Dermatol*. 2019; 28: 1416-1421.

V スキンケア　その他の療法

3. 行動療法

❶ ストレスとアトピー性皮膚炎（図V-2）

　アトピー性皮膚炎は、「Holy Seven」と呼ばれた7つの代表的な古典的心身症の中の一つとして、昔から心因の関与が知られていた[1]。

　人間関係のストレスがあると翌日の皮膚状態が悪化する場合があり[2]、アトピー性皮膚炎患者はストレス負荷が加わると血中好酸球数や血清総IgE値が増大しやすく[3]、特性不安（trait anxiety, TA）が高いことが特徴で、特性不安／状態不安（state anxiety, SA）の比であるTA/SAは血清総IgEと正の相関があり、Th1/Th2比とは負の相関がある[4]。

　一般的には、ストレッサーの曝露を受けるとHPA（視床下垂体副腎皮質系）axisを介して大量のコルチゾールが分泌されるが、アトピー性皮膚炎患者ではHPA axisの不全があるため、十分なコルチゾールが分泌されない。HPA axisの機能不全がアトピー性皮膚炎の皮疹の悪化に関与していることを示唆する報告がある[5]。乳幼児アトピー性皮膚炎患者に対する研究でも、皮膚プリックテスト施行時の刺激に対する唾液コルチゾールの分泌が重症度に逆相関していることが判明している[6]。しかし、HPA axisの不全はアトピー性皮膚炎患者に先天的に認められるわけではなく、アトピー素因のある患者は当初は過剰反応するが、次第

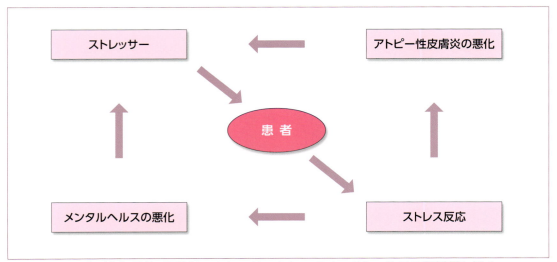

図V-2　アトピー性皮膚炎の悪化はストレッサーとなってメンタルヘルスの悪循環を招く

に疲弊し機能不全に移行すると報告されている[7]。

妊娠中や出産時の母親のストレスは、児のアトピー性皮膚炎発症と正の相関があることが報告されている[8～11]。

心理的ストレスを受けると生体には酸化ストレスが生じて、生体を防御するためにさまざまなストレス反応が生ずるが、アトピー性皮膚炎でもある種のストレス反応蛋白の濃度が健常人よりも高いことが示されている[12]。

図V-2に示したように、アトピー性皮膚炎のコントロールが悪いこと自体がストレッサーとなりメンタルヘルスの悪化とアトピー性皮膚炎の悪化の悪循環を招く。また、スキンケアを中心とするアトピー性皮膚炎の治療は非常に手間暇を要するもので、それ自体がストレスともなる。しかし、アトピー性皮膚炎患者においては、ストレスマネージメントとスキンケアを両立させ、悪循環から脱出させることが必要である。ストレスマネージメントを心理士や精神科医に丸投げするような診療態度では、けっして患者のストレスマネージメントが成功することはない。薬物療法とスキンケアを基礎とし生活指導の一環としてのストレスマネージメントを同一の医師もしくは統一した意思疎通が可能な多職種医療体制で患者と保護者に提供することが望ましい。

❷ 搔破行動の習慣化と克服

皮膚の角化細胞や神経線維には μ-オピオイド受容体が発現しているが[13]、アトピー性皮膚炎患者の表皮では down-regulate されて発現が低下しており、末梢神経にある受容体がオピオイドリガンドの影響を受けやすくなっている[14]。しかも神経末端は正常者より敏感になっており、C線維は表皮に分布し痒みを惹起する場合、真皮の境界あたりでは痛みを伝える[14]。μ-オピオイド受容体の内因性リガンドである β-エンドルフィンは皮膚の角化細胞でも産生され、アトピー性皮膚炎患者では血清 β-エンドルフィン濃度が上昇している[15]。したがって、β-エンドルフィンは搔破行動に随伴する内因性感覚好子*として機能し、Itch-scratch cycle の悪循環をもたらす正の強化子の役割を果たしている可能性が高い。小児の場合は、搔破による内因性感覚性好子のほかに、搔破行動による親の注目という好子も随伴する（図V-3）。搔破行動を消去するには、内因性感覚好子と親の注目好子の両者が随伴しない環境を実現する必要がある。前者は痒みと炎症を消去できる十分な強さの抗炎症薬による寛解導入、後者は搔破行動への注目を止めること、搔破していないときの患児の行動に注目し対応することである。親は子どもの問題行動にはアンテナが働くが、望ましい行動にはアンテナが向いていないことが多い。意識的にアンテナの向きを変えるように指導することが大切である。

＊好子：正の強化子とも呼ばれ、出現すると行動頻度を増加させる刺激のこと。

V スキンケア その他の療法

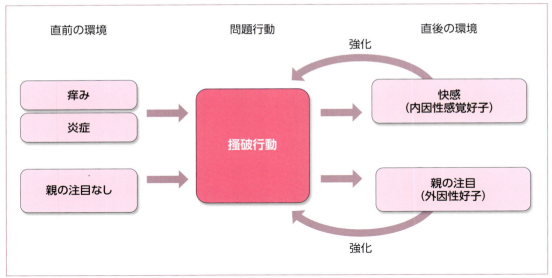

図V-3 搔破行動のオペラント条件づけ

　このように、搔破行動は内因性感覚好子および外因性好子の随伴によりオペラント条件づけされて習慣化するが、痒みを感じれば搔破行動が生ずるのは無条件刺激に対する生理的な無条件反応なので、薬物療法で痒みを消失させない限り搔破行動そのものは止めることができない。さらに、非常に重症な患者の場合は、不安という中性刺激がレスポンデント条件づけされて条件刺激となると、薬物療法だけでは搔破行動を克服できなくなることがある。したがって、難治性重症のアトピー性皮膚炎患者では、強力な薬物療法と同時に条件付けを消去する行動療法を同期させる治療が必要となる。このような患者はステロイドに対する不安を持っていることが多いので、その副作用を避けて寛解導入し、寛解状態を長期に維持する薬物療法（プロアクティブ療法）に行動療法を組み合わせることが大切である。ステロイド外用薬の使用法に習熟し、分子標的薬（内服JAK阻害薬や生物学的製剤）を組み合わせることでほとんどの重症アトピー性皮膚炎患者の寛解導入が可能な時代となっており、行動療法を同期させることで長期の寛解維持を実現する。

参考文献

1) 大矢幸弘. アレルギー疾患の心身医学―古典から現代へ―. 心身医学. 2018; 58: 376-383.
2) King RM, et al. Use of a diary technique to investigate psychosomatic relations in atopic dermatitis. *J Psychosom Res*. 1991; 35: 697-706.
3) Buske-Kirschbaum A, et al. Stress-induced immunomodulation is altered in patients with atopic dermatitis. *J Neuroi-mmunol*. 2002; 129: 161-167.
4) Hashizume H, et al. Anxiety accelerates T-helper 2-tilted immune responses in patients with atopic dermatitis. *Br J Dermatol*. 2005; 152: 1161-1164.
5) Laue L, et al. Effect of chronic treatment with the glucocorticoid antagonist RU 486 in man: toxicity, immunological, and hormonal aspects. *J Clin Endocrinol Metab*. 1990; 71: 1474-1480.

6) Kojima R, et al. Salivary cortisol response to stress in young children with atopic dermatitis. *Pediatr Dermatol*. 2013; 30: 17-22.
7) Buske-Kirschbaum A, et al. Increased responsiveness of the hypothalamus-pituitary-adrenal (HPA) axis to stress in newborns with atopic disposition. *Psychoneuroendocrinology*. 2004; 29: 705-711.
8) Chang HY, et al. Prenatal maternal distress affects atopic dermatitis in offspring mediated by oxidative stress. *J Allergy Clin Immunol*. 2016; 138: 468-475. e5.
9) Braig S, et al. Maternal prenatal stress and child atopic dermatitis up to age 2 years: The Ulm SPATZ health study. *Pediatr Allergy Immunol*. 2017; 28: 144-151.
10) Kojima R, et al. Japan Environment and Children's Study Group. Prenatal Negative Life Events and Childhood Allergies: The Japan Environment and Children's Study (JECS). *Int Arch Allergy Immunol*. 2022; 183: 1062-1070.
11) Yamamoto-Hanada K, et al. Allergy and mental health among pregnant women in the Japan Environment and Children's Study. *J Allergy Clin Immunol Pract*. 2018; 6: 1421-1424. e2.
12) Kirino M, et al. Heme oxygenase 1 attenuates the development of atopic dermatitis-like lesions in mice: implications for human disease. *J Allergy Clin Immunol*. 2008; 122: 290-297.
13) Bigliardi-Qi M, et al. Mu-opiate receptor and Beta-endorphin expression in nerve endings and keratinocytes in human skin. *Dermatology*. 2004; 209: 183-189.
14) Bigliardi-Qi M, et al. Changes of epidermal mu-opiate receptor expression and nerve endings in chronic atopic dermatitis. *Dermatology*. 2005; 210: 91-99.
15) Georgala S, et al. Raised beta-endorphin serum levels in children with atopic dermatitis and pruritus. *J Dermatol Sci*. 1994; 8: 125-128.

4. 非標準治療

アトピー性皮膚炎の治療は、あくまでも標準治療が原則であるが、非標準療法の例として、温泉療法、海水浴療法、水素水療法、アルカリイオン水療法、強酸性水療法、イソジン療法、ホメオパシーなどが挙げられる。

① 温泉療法

温泉療法では、血行促進やヒートショックプロテインの役割により傷んだ組織を修復する作用や、酸性泉における黄色ブドウ球菌殺菌作用がアトピー性皮膚炎に有用であると考えられている[1]。しかし、泉質の種類が多様であり、エビデンスの高い研究がないため、効果は限定的である。

② 海水浴療法

海水浴療法は、海水や紫外線の影響を利用した治療法として知られている。海水の影響としては、欧州における死海の塩を用いた入浴がアトピー性皮膚炎患者の皮膚バリア機能改善や炎症の抑制につながったとする報告[2]があるが、対象者が軽症であり、画一的に推奨できるものではない。紫外線療法は皮膚の免疫に関与する細胞の働きを抑制し、アトピー性皮膚炎の皮疹を軽快させる効果が期待されているが、紫外線により皮膚バリア機能が低下したり、太陽光に含まれる赤外線の影響で発汗が促され湿疹の増悪につながる可能性もある。

③ 水素水療法

水素分子は安全に使用できる抗酸化物質および免疫調整物質として知られている。アトピー性皮膚炎における水素水療法は、水素水を経口摂取することで免疫学的修飾作用や抗酸化作用を期待するものである。NC/Ngaマウスを用いた研究では、水素水摂取により抗酸化作用と皮膚症状の改善を有意に改善させたという報告がある[3]が、ヒトでの報告はまだない。

❹ アルカリイオン水療法

　アルカリイオン水は、水道水などを電気分解して得られる電解水である。飲用により胃腸症状が改善することは臨床試験で示されているが、アトピー性皮膚炎に対する十分なエビデンスはない。

❺ 強酸性水療法

　強酸性水は、塩化ナトリウム水溶液を電気分解して得られる電解水である。強酸性水は次亜塩素酸を主成分とし、強い殺菌作用を有する。アトピー性皮膚炎の皮疹部に噴霧することで、皮膚炎の改善効果が報告されているが、対照を設けたランダム化比較試験はなく、十分なエビデンスはない。

❻ イソジン療法

　アトピー性皮膚炎の病変部には黄色ブドウ球菌が常在し、皮膚炎の悪化因子と考えられてきた。イソジンはポビドンヨード液であり、常在する黄色ブドウ球菌を減少させるために皮膚に塗布する治療法として用いられることがある。一部では有用性の報告もみられる[4]が、対照を設けたランダム化比較試験はなく、十分なエビデンスはない。

❼ ホメオパシー

　ホメオパシーは200年以上前にドイツで確立された医療体系で、「類似したものは類似したものを治す」「薬物が微量であるほど、その有効性が高くなる」という理論のもとに処方された「レメディ（さまざまな物質を繰り返し希釈して作った水を砂糖玉に浸み込ませたもの）」を摂取することで治療を行う。極端に希釈されたことにより、水の中には元の物質は含まれていないため、副作用もなければ効果もないと科学的に治療効果が否定されている（ADGL2024「3.12 民間療法」参照）[5,6]。

参考文献
1) 前田眞治. 温泉の医学的効果とその科学的根拠. 温泉化学. 2021; 70: 197-207.
2) Ehrhardt P, et al. Bathing in a magnesium-rich dead sea salt solution improves skin barrier function, enhances skin hydration, and reduces inflammation in atopic dry skin. *Int J Dermatol*. 2005; 44: 141-157.
3) Yang-Suk Y, et al. Positive effects of hydrogen water on 2,4-dinitrochlorobenzene-induced atopic dermatitis in NC/Nga mice. *Biol Pharm Bull*. 2014; 37: 1480-1485.
4) Sugimoto K, et al. New successful treatment with disinfectant for atopic dermatitis. *Dermatology*.

V　スキンケア　その他の療法

1997; 195 (Suppl) 2: 62-68.
5）佐伯秀久，他．アトピー性皮膚炎診療ガイドライン 2024．日本皮膚科学会雑誌．2024; 134: 2741-2843.
6）佐伯秀久，他．アトピー性皮膚炎診療ガイドライン 2024．アレルギー．2024; 73: inpress.

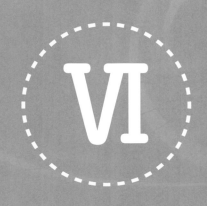

VI

合併症
小児患者への留意事項

1. 合併症への留意と対応

❶ 眼疾患

　一般にアトピー性皮膚炎診療において眼合併症に対する注意が必要であり、小児も同様である。アトピー性皮膚炎の眼合併症には、眼瞼炎、結膜炎、白内障、緑内障、網膜剥離、細菌感染症、ウイルス感染症がある[1,2]。どの合併症も要注意であることに変わりはないが、特に白内障、緑内障、網膜剥離は生活への影響が大きく、一層の配慮が必要である。白内障の要因については不明な部分も少なくないが、顔面湿疹の存在自体が直接的に影響するとの考え方が主といえる[3]。すなわち、眼瞼を中心とする顔面の湿疹による瘙痒が、繰り返す擦過や叩打を誘発し眼球に傷害を与えるという考え方である。一方で、軽症なアトピー性皮膚炎であっても白内障を発症することには注意が必要である[4]。

　近年は生物学的製剤がアトピー性皮膚炎で使われるようになり、新たな合併症であるデュピルマブ関連結膜炎が問題となっている[5]。興味深いことに、喘息などほかのアレルギー疾患に比し、デュピルマブ関連結膜炎の大半がアトピー性皮膚炎であり、アトピー性皮膚炎に特異的な有害事象と考えられている。病因や予測因子などは未だ不明であるが、デュピルマブ開始時には要注意な合併症であり、眼科併診が必要な場合もある。

❷ 感染症

　アトピー性皮膚炎では皮膚バリア機能や皮膚免疫活性が低下しており、細菌、真菌、ウイルス感染症を合併しやすい[1,2]。特に、カポジ水痘様発疹症は注意を要する合併症といえる[6]（**図Ⅵ-1**）。カポジ水痘様発疹症の大半は単純ヘルペス感染によるが、一般的な単純ヘルペス症と異なり、顔面を中心に小水疱や膿疱が多発し、発熱、リンパ節腫脹を伴って全身に及ぶこともあり早期診断が重要である。抗ウイルス薬（アシクロビル錠、バラシクロビル錠、アシクロビル点滴静注）投与を行う。

　感染症はアトピー性皮膚炎の治療が不十分な場合に合併することが多い。日頃から基本的な治療を十分に行い、皮膚を良好な状態に保つことが重要といえる。こうした基本的な注意事項を怠ると、アトピー性皮膚炎でも、ときに致死的となる。文献と報道を基に国内の事例を検索した結果を**表Ⅵ-1**にまとめた[7〜10]。いずれも1歳未満の乳児であり、養育者は親で

1. 合併症への留意と対応

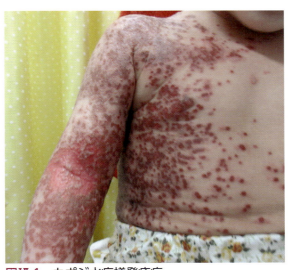

図Ⅵ-1　カポジ水痘様発疹症
（写真提供：東京歯科大学市川総合病院　福島裕之教授）

表Ⅵ-1　国内における乳児致死事例

報告	年齢	死因	死に至ったと推定される特徴的背景	報告年
1[7]	9か月	播種性血管内凝固症候群（DIC）（感染症が推定される）	親のステロイド忌避、代替療法（玄米食中心）	2001
2[8]	6か月	カポジ水痘様発疹症、脱水	医療機関受診なし、代替療法（アロエ外用など）	2002
3[9]	7か月	敗血症	医療機関受診なし、手かざし治療	2010
4[10]	6か月	脱水、低栄養	医療不信、代替療法（ホメオパシー）	2014

あった。直接死因としては感染症以外に、重度の脱水、低栄養も認められた。すべてに共通する特徴的な背景として、標準的なアトピー性皮膚炎治療を受けていないことが挙げられる。医療機関の受診すらなされておらず、いずれも医療ネグレクトの可能性が考えられた。報告年が最新（2014年）である報告4によれば、事案は児童相談所へ通告され親権の一時停止がなされている[10]。しかしそれ以前の時代においては、児童虐待に対する認識が一般に希薄であった。さらにステロイド忌避も相当にまん延していた。このような状況が重なったため基本治療から隔絶された、あるいは患児の人権が守られないケースが少なくなかったといえる。小児アトピー性皮膚炎の日常ケアでは、ときに地域と協調して臨む総合的支援が必要となる。

❸ 成長障害

　小児のアトピー性皮膚炎が重症であることは、成長を妨げる危険因子と考えられる。Lowらは1〜3歳のアトピー性皮膚炎乳幼児150人を解析し、食物制限の有無、栄養摂取状態と身長、体重など体格について検討した[11]。その結果、乳幼児アトピー性皮膚炎の多くで食物制限が

VI 合併症　小児患者への留意事項

実施されており、身長、体重、頭囲などの Z スコア低値と関連していた。一方で SCORAD による重症度は、食物制限とは独立した危険因子であった。メカニズムは明らかにされていないが、ステロイド外用が一定の影響を与え得ることは想定できる。Yamamoto-Hanada らは乳児期早期からのステロイド外用による早期介入が生後 6 か月時点における卵アレルギーの発症を有意に抑制したことを報告しているが、早期介入群では成長抑制（身長、体重）も認められ、その要因としてステロイド外用薬使用量の影響があったのではないかと推測している[12]。さらに成人でも近年、注目に値する研究成果が報告された。Gether らによれば、中等症から重症のアトピー性皮膚炎患者 36 人にベタメタゾン吉草酸エステル 0.1% を連用（2 週間連日、その後 4 週間は週 2 回。比較対象はタクロリムス外用）したところ、骨形成マーカーである P1NP（N-terminal propeptide of type I procollagen）が、ベタメタゾン吉草酸エステル 0.1% 投与 2 週間後および 6 週間後ともに減少しており、骨形成抑制効果が示唆された[13]。すなわち成人でもステロイド外用の全身的副作用が比較的短期間で起こり得ることから、皮膚透過性の高い小児、特に乳幼児においては成長など全身的な影響に注意が必要と考えられる。

　小児診療全般にいえることだが、アトピー性皮膚炎診療においても定期的な成長の確認が重要である。

参考文献

1) 佐伯秀久, 他. アトピー性皮膚炎診療ガイドライン 2024. 日本皮膚科学会雑誌. 2024; 134: 2741-2843.

2) 佐伯秀久, 他. アトピー性皮膚炎診療ガイドライン 2024. アレルギー. 2024; 73: inpress.

3) Bair B, et al. Cataracts in atopic dermatitis : a case presentation and review of the literature. *Arch Dermatol.* 2011; 147: 585-588.

4) Brandonisio TM, et al. Atopic dermatitis: a case report and current clinical review of systematic and ocular manifestations. Optometry. 2001; 72: 94-102.

5) Neagu N, et al. Dupilumab ocular side effects in patienta with atopic dermatitis: a systematic review. *J Eur Acad Dermatol Venereol.* 2022; 36: 820-832.

6) Fivenson DP, et al. Kaposi's Varicelliform Eruption; absence of ocular involvement. *Arch Dermatol.* 1990; 126: 1037-1039.

7) 大澤正彦, 他. 非医療機関での食事療法中に栄養失調となり, 入院中 DIC を併発し死亡した乳児アトピー性皮膚炎の一例. アレルギー・免疫. 2001; 8: 1287-1292.

8) 黒田直人, 他. カポジ水痘様発疹症が死因に関与したと考えられた幼児死亡例. 法医学の実際と研究. 2002; 45: 129-134.

9) 2010 年 1 月 14 日毎日新聞記事

10) 河上早, 他. ホメオパシー治療下で, 下痢・嘔吐の放置による脱水・低体重で死亡したアトピー性皮膚炎罹患児の一剖検例. 防衛医科大学校雑誌. 2014; 39: 122-126.

11) Low D-W, et al. Food restriction, nutrition status, and growth in toddlers with atopic dermatitis. *Pediatr Dermatol.* 2020; 37: 69-77.

12) Yamamoto-Hanada K, et al. Enhanced early skin treatment for atopic dermatitis in infants reduces food allergy. *J Allergy Clin Immunol.* 2023; 152: 126-135.

13) Gether L, et al. Effects of topical corticosteroid versus tacrolimus on insulin sensitivity and bone homeostasis in adults with atopic dermatitis—A randomized controlled study. *Allergy.* 2023; 78: 1964-1979.

2. アレルギーマーチと経皮感作

❶ アレルギーマーチとアトピー性皮膚炎

　アレルギーマーチとは、1988年に馬場實が発表した概念で、複数のアレルギー疾患が、時間、臓器、原因を異にしながら一人の患者につぎつぎと発症する様子を表した。その後複数の疫学調査から、最初に発症するのがアトピー性皮膚炎であり、アトピー性皮膚炎がほかのアレルギー疾患のリスクを上げると考えられるようになった（図Ⅵ-2）[1]。2000年にスイスで行われた出生コホート研究では、1～2歳の頃にアトピー性皮膚炎があると、5年後の気管支喘息やアレルギー性鼻炎の発症が3倍程度増えることが報告されている[2,3]。

　また2011年には、フィラグリンの遺伝子異常があるとアトピー性皮膚炎のみならずピーナッツアレルギーや気管支喘息などほかのアレルギー疾患の発症リスクも上がることが報告され[4]、アレルギーマーチの起点は皮膚バリア障害とそれに起因するアトピー性皮膚炎で

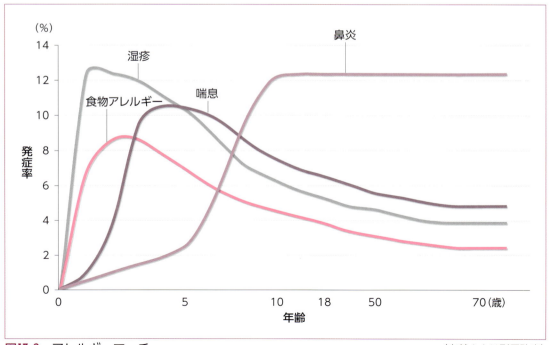

図Ⅵ-2　アレルギーマーチ　　　　　　　　　　　　　　　　　　　　（文献1より引用改変）

あると考えられるようになった。

❷ アトピー性皮膚炎における経皮感作

　経皮感作とは、アトピー性皮膚炎では経皮的な抗原感作が起こるという考え方である。アトピー性皮膚炎の児では一般人口と比較し食物抗原の感作率や食物アレルギーの率が高いことが報告されており[5]、特に乳児期早期にアトピー性皮膚炎を発症した群では食物アレルギー発症のリスクが3.8倍に、さらに発症後皮膚炎が持続すると7.8倍まで上がることが報告されている[6]。

　その後、英国で行われた出生コホート研究において、アトピー性皮膚炎のある乳児へピーナッツオイルを塗布すると5歳時のピーナッツアレルギーの発症がおよそ6.8倍に増えること、特に滲出液を伴うようなアトピー性皮膚炎でそのリスクが上がると報告され[7]、アトピー性皮膚炎の皮膚バリア障害と皮膚の慢性炎症が、炎症部位からの経皮感作や皮膚のTh2炎症を促進すると考えられるようになった。環境中には食卓や台所といった食品を扱うスペース以外でも食物アレルゲンが存在する[8,9]。アトピー性皮膚炎では環境中の食物抗原量が増えるほど[10]、皮膚の炎症持続時間が長くなるほど食物アレルギーの罹患率が高くなることも報告されており[11]、環境中の抗原への経皮曝露量と皮膚炎症の持続時間によって経皮的な抗原感作が促進されると考えられるようになった。

❸ 経皮感作のメカニズム

　正常な皮膚はバリア機能により体内の恒常性を維持し、外部からのアレルゲンや病原体などの侵入を阻止している。表皮では、角層が外界と体内を隔てる air-liquid barrier（角層バリア）を、顆粒層に位置するタイトジャンクション（tight junction, TJ）が可溶性タンパク質の移動など液体層を隔てる liquid-liquid barrier（TJ バリア）を形作っている。そして有棘層にはランゲルハンス細胞と呼ばれる表皮樹状細胞が散在し、免疫学的なバリアを担っている[12]。

　一方、アトピー性皮膚炎ではフィラグリンや天然保湿因子（NMF）、セラミドが低下することで[13]、角層バリアが脆弱になり、角層内に抗原が浸透することが報告されている[14]。フィラグリンは、顆粒層のケラトヒアリン顆粒内に存在するプロフィラグリンから生成され、ケラチンフィラメントに結合し強固な物理的バリアを形成し、その後角層内で代謝されアミノ酸などの NMF となり、角層の pH の酸性化に寄与している[15]。日本人のアトピー性皮膚炎患者では約27%にフィラグリン遺伝子異常があることが報告されている[16,17]。

　バリアが破壊された表皮から病原体や抗原が侵入する、あるいは掻爬などの物理的な刺激が加わると、ケラチノサイトよりさまざまな炎症物質が放出される。その中でも特に IL-33、TSLP、IL-25 などのアラーミンは表皮ランゲルハンス細胞を活性化し、活性化したラ

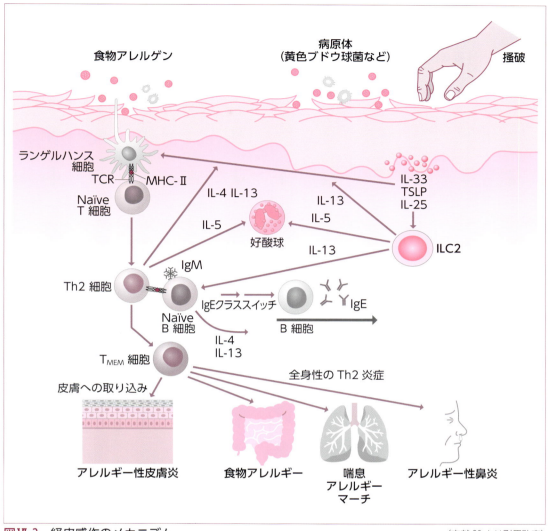

図Ⅵ-3 経皮感作のメカニズム　　　　　　　　　　　　　　　　　　　　　　　　　　（文献 20 より引用改変）

ンゲルハンス細胞は TJ を超えて角層へ樹状突起を伸ばし抗原を捕捉する[18, 19]。抗原を捕捉したランゲルハンス細胞は所属リンパ節に移動し、T 細胞に抗原提示を行う。一方、TSLP や IL-33 は自然免疫である ILC2（Group 2 innate lymphoid cell）を活性化し、IL-5、IL-13 といった Th2 サイトカインの分泌を促進させる。これらの Th2 サイトカインは、naïve T 細胞を Th2 へ分化させ、B 細胞の IgE クラススイッチを促進することで、経皮的に取り込まれた抗原に対する感作が成立し、ひいては全身性の Th2 炎症が促進される（図Ⅵ-3）[20]。

また、炎症を起こした皮膚では TJ の構成タンパク質の発現自体が低下することも報告されており[21]、角層や TJ のバリア機能障害が炎症を誘発し、炎症によって掻爬行動やバリア破壊がさらに進むという悪循環になると考えられる[22]。

Ⅵ 合併症　小児患者への留意事項

④ アレルギーマーチの進展予防の可能性

アトピー性皮膚炎の発症予防についてはⅥ-3で詳しく述べる。ここではアトピー性皮膚炎から食物アレルギーへの進展予防の試みについて紹介する。食物アレルギー発症予防の試みとして、皮膚の慢性炎症に対する積極的治療介入と経口摂取による免疫寛容の誘導が試みられ有効性が報告されている。

（1）皮膚炎症への早期治療介入による食物アレルギー発症予防

アトピー性皮膚炎を発症した生後7〜13週の乳児に対し生後28週までステロイド外用薬を積極的に使用し、卵アレルギーの有無を評価したランダム化比較試験（PACI study）が本邦で行われた。本研究では積極的介入群では25%程度卵アレルギーの発症が減少し、皮膚炎症への早期介入の可能性を示唆する結果だった。一方、炎症への早期介入による感作予防だけでは食物アレルギーの発症は完全には抑制できず、また、介入群では体重・身長が有意に低下した症例も認めた[23]。

（2）経口摂取による免疫寛容の誘導

食物アレルギーを抑制する因子として、ピーナッツを離乳食早期より摂取する国では、ピーナッツの摂取開始が遅い国よりピーナッツアレルギーが少ないという疫学調査の結果が以前より報告されており[24]、2008年にはLackらがアトピー性皮膚炎からの経皮感作と経口摂取による免疫寛容の可能性を二重曝露仮説として提唱した[25]。その後、卵とピーナッツについて早期摂取による食物アレルギー発症予防効果を検討するランダム化比較試験が行われ、早期摂取により免疫寛容が誘導され、食物アレルギーの発症が有意に抑制されることが示された[26, 27]。これらの介入研究では、すでに感作が成立していた対象においても経口摂取により免疫寛容が誘導され、食物アレルギーへの進展予防効果が認められた。

アレルギーマーチの進展予防を目的とした抗炎症外用薬による皮膚炎症への早期治療介入は、ある程度効果は得られるものの限定的だった。一方、一旦感作が成立した後にも経口摂取により免疫寛容が誘導され食物アレルギーの発症が抑制されることから、アレルギーマーチの進展を予防するためには、皮膚への介入だけではなく複数の介入手段を検討する必要があると考えられる。

⑤ アレルギーマーチの多様性

従来のアレルギーマーチはコホート研究など縦断的研究の横断的断面しかみておらず、個々の患者が実際にどのような経過を辿るのかの追跡はされていなかった。2014年に英国

の2つの大規模出生コホート研究である ALSPAC（Avon longitudinal study of parents and children）と MAAS（Manchester asthma and allergy study）のデータを用いて個々の患者のアトピー性皮膚炎、喘鳴、アレルギー性鼻炎の有無を縦断的に観察した研究では、アレルギー疾患の発症形式により大きく8タイプがあり、古典的なアレルギーマーチ、すなわち、アトピー性皮膚炎から始まり、気管支喘息、アレルギー性鼻炎と進展するのは全体の3%であったと報告している。抗原感作状況の調査では、8タイプの発症形式のうち10%弱を占めるアトピー性皮膚炎と持続する喘鳴があるタイプ（6%）と古典的アレルギーマーチ（3%）のタイプが最も感作率が高いという結果が出ており、皮膚バリア障害とそれに伴う皮膚の Th2 慢性炎症を来すアトピー性皮膚炎から始まるタイプが全身性の2型炎症のリスクになることが示される結果だった。一方、残りの約90%は皮膚炎症を伴わないアレルギー疾患、ほかのアレルギー疾患に進展しなかった皮膚炎症であり、皮膚バリア破綻と皮膚炎症以外にも複数の因子がアレルギー疾患を発症に関わっていることが示唆された[28]。

参考文献

1) Czarnowicki T, et al. Novel concepts of prevention and treatment of atopic dermatitis through barrier and immune manipulations with implications for the atopic march. *J Allergy Clin Immunol.* 2017; 139: 1723-1734.

2) von Kobylaetzki LB, et al. Eczema in early childhood is strongly associated with the development of asthma and rhinitis in a prospective cohort. *BMC Dermatol.* 2012; 12: 11

3) Lowe AL, et al. Do boys do the atopic march while girls dawdle? *J Allergy Clin Immunol.* 2008; 121: 1190-1195

4) Irvine AD, et al. Filaggrin mutations associated with skin and allergic diseases. *N Engl J Med.* 2011; 365: 1315-1327.

5) Eigenmann PA, et al. Prevalence of IgE-mediated food allergy among children with atopic dermatitis. *Pediatrics.* 1998; 101: E8.

6) Roduit C, et al. Phenotypes of atopic dermatitis depending on the timing of onset and progression in childhood. *JAMA Pediatr.* 2017; 171: 655-662.

7) Lack G, et al. Lack Factors associated with the development of peanut allergy in childhood. N *Engl J Med.* 2003; 348: 977-985.

8) Perry TT, et al. Distribution of peanut allergen in the environment. *J Allergy Clin Immunol.* 2004; 113: 973-976.

9) Kojima R, et al. Association of egg protein levels in dust with allergy status and related factors. *Pediatr Int.* 2022; 64: e15372.

10) Brough HA, et al. Atopic dermatitis increases the effect of exposure to peanut antigen in dust on peanut sensitization and likely peanut allergy. *J Allergy Clin Immunol.* 2015; 135: 164-170.

11) Miyaji Y, et al. Earlier aggressive treatment to shorten the duration of eczema in infants resulted in fewer food allergies at 2 years of age. *J Allergy Clin Immunol Pract.* 2020; 8: 1721-1724.

12) Kubo A, et al. Epidermal barrier dysfunction and cutaneous sensitization in atopic disease. *J Clin Invest.* 2012; 122: 440-447.

13) Elias PM, et al. Basis for the barrier abnormality in atopic dermatitis: outside-inside-outside pathogenic mechanisms. *J Allergy Clin Immunol.* 2008; 121: 1337-1343.

14) Kawasaki H, et al. Altered stratum corneum barrier and enhanced percutaneous immune responses in filaggrin-null mice. *J Allergy clin Immunol.* 2012; 129: 1538-1546.

15) Palmer CN, et al. Common loss-of-function variants of the epidermal barrier protein filaggrin are a major predisposing factor for atopic dermatitis. *Nat Genet*. 2006; 38: 441-446.

16) Nemoto-Hasebe I, et al. FLG mutation p.Lys4021X in the C-terminal imperfect filaggrin repeat in Japanese patients with atopic eczema. *Br J Dermatol*. 2009; 161: 1387-1390.

17) Akiyama M. FLG mutations in ichthyosis vulgaris and atopic eczema: spectrum of mutations and population genetics. *Br J Dermatol*. 2010; 162: 472-477.

18) Kubo A, et al. External antigen uptake by Langerhans cells with reorganization of epidermal tight junction barriers. *J Exp Med*. 2009; 206: 2937-2946.

19) Kazue Yoshida, et al. Distinct behavior of human Langerhans cells and inflammatory dendritic epidermal cells at tight junctions in patients with atopic dermatitis. *J Allergy Clin Immunol*. 2014; 134: 856-864.

20) Spergel JM, et al. Might biologics serve to interrupt the atopic march? *J Allergy Clin Immunol*. 2023; 151: 590-594.

21) Yokouchi M, et al. Epidermal tight junction barrier function is altered by skin inflammation, but not by filaggrin-deficient stratum corneum. *J Dermatol Sci*. 2015; 77: 28-36.

22) Hvid M, et al. IL-25 in atopic dermatitis: a possible link between inflammation and skin barrier dysfunction? *J Invest Dermatol*. 2011; 131: 150-157.

23) Yamamoto-Hanada K, et al. Enhanced early skin treatment for atopic dermatitis in infants reduces food allergy. *J Allergy Clin Immunol*. 2023; 152: 126-135.

24) Du Toit G, et al. Early consumption of peanuts in infancy is associated with a low prevalence of peanut allergy. *J Allergy Clin Immunol*. 2008; 122: 984-991.

25) Lack G. Epidemiologic risks for food allergy. *J Allergy Clin Immunol*. 2008; 121: 1331-1336.

26) Natsume O, et al. Two-step egg introduction for prevention of egg allergy in high-risk infants with eczema (PETIT): a randomised, double-blind, placebo-controlled trial. *Lancet*. 2017; 389: 276-286.

27) Du Toit G, et al. Randomized trial of peanut consumption in infants at risk for peanut allergy. *N Engl J Med*. 2015; 372: 803-813.

28) Belgrave DCM, et al. Developmental profiles of eczema, wheeze, and rhinitis: two population -based birth cohort studies. *PLoS med*. 2014; 11: e1001748.

3. 発症予防に関するエビデンス

　アトピー性皮膚炎の予防について本邦のアトピー性皮膚炎診療ガイドラインに初めて記載されたのは 2012 年である。この項では保湿剤、腸内細菌叢、ビタミン D・紫外線、アレルゲン摂取などの観点からアトピー性皮膚炎の発症予防について述べる。

❶ 保湿剤外用

　アトピー性皮膚炎の発症に皮膚バリア機能の障害が大きく関与することが知られている。そのため、保湿剤外用によるアトピー性皮膚炎発症予防効果を検証する 15 のランダム化比較試験が 2022 年 11 月までに報告されている。

　2014 年に Horimukai ら [1]、Simpson ら [2] がアレルギー疾患のハイリスク児を対象に、出生後からの保湿剤塗布継続によりアトピー性皮膚炎の発症率がそれぞれ 32％、50％ 低下したと報告した。しかし、その後の報告では予防効果がないとする報告もあり [3,4]、一定の結果となっていない。

　2021 年の『Cochrane Database of Systematic Reviews』では、入浴保湿剤を用いたランダム化比較試験を含めて解析した結果、生後 6 か月～3 歳、1～3 歳のアトピー性皮膚炎の発症は予防できなかったと報告している [5]。ただ、別のシステマティックレビューでは、アレルギー疾患の家族歴があるハイリスク児を対象に保湿剤外用を継続使用することはアトピー性皮膚炎の発症を予防する可能性があると結論づけている [6]。

　その後も Chaoimh らがハイリスク児を対象としたランダム化比較試験で有意な予防効果を示し、フィラグリン遺伝子変異があるとよりその効果が高くなると報告している [7]。なお、主要評価項目ではないが、Inuzuka らはハイリスク児を対象に 1 日 1 回と 2 回の外用回数でアトピー性皮膚炎の発症に差はなかったと報告している [8]。一方、一般集団を対象とした研究 [6] や、アドヒアランスが低かった研究は予防効果が示されておらず、現時点においてアトピー性皮膚炎の発症予防に新生児期からの保湿剤外用は一概には勧められない。

> **VI** 合併症　小児患者への留意事項

❷ 腸内細菌叢

　抗菌薬の使用[9, 10]、妊娠中の母親の消毒薬の使用[11] などが児のアトピー性皮膚炎の発症に関連があるとするコホート研究が報告されており、細菌叢がアトピー性皮膚炎の発症に関連している可能性が指摘されている。

　細菌叢への介入によるアトピー性皮膚炎発症予防研究として、ビフィズス菌や乳酸菌などのプロバイオティクスによる多くのランダム化比較試験が報告されている。プロバイオティクスとは「適量を摂取することにより宿主の健康に有益な作用をもたらす生きた微生物」である。2015 年に World Allergy Organization はアトピー性皮膚炎発症に関する 15 のランダム化比較試験をメタ解析し、プロバイオティクスを妊娠中も使用すると有意にアトピー性皮膚炎の発症率が低下したと報告している[12]。その他のシステマティックレビューでも 37 文献を解析し、妊娠中の母親と出生後の乳児にプロバイオティクスを投与した場合に、乳幼児のアトピー性皮膚炎を予防する効果があると結論づけている[13]。ただ、妊娠中のみや、出生後の乳児のみへの投与については有意な効果は示されていない[12, 13]。また、投与する菌種（乳酸菌やビフィズス菌、およびこれらの混合）は研究によってさまざまであり、一定の有効性は得られていない[14]。

　また、プレバイオティクスとは「腸内微生物の代謝や組成・活性化を通じて宿主の健康に有益な影響を与える非消化性物質」であり、オリゴ糖などが含まれる。プレバイオティクスによるアトピー性皮膚炎発症予防は、児への投与を検討した 6 つのランダム化比較試験をメタ解析した結果、予防効果は示されていない[15]。プロバイオティクスとプレバイオティクスを組み合わせたシンバイオティクスについてもアトピー性皮膚炎の予防効果は示されておらず[16, 17]、今後の研究が待たれる。

　以上より、現時点では診療現場で妊婦や乳児にプロ・プレ・シンバイオティクスを推奨できる段階にはない。

❸ ビタミン D・日光照射

　妊婦にビタミン D を投与する 4 つのランダム化比較試験では、児のアトピー性皮膚炎の発症率は低下しなかった[18]。児にビタミン D を投与するランダム化比較試験は Hibbs ら[19]や Norizoe ら[20]、Rueter ら[21]、Rosendahl ら[22] の 4 つのランダム化比較試験が報告されているが、いずれも有意な予防効果は示されていない。また、Rueter らはサブ解析で、アトピー性皮膚炎発症群が非発症群に比べて顔付近の紫外線照射量が有意に少なかったと報告している[21]。日光照射に関する介入研究はなく、今後の検討課題である。

❹ アレルゲンの除去と摂取

妊娠中・授乳中の母親がアレルゲンとされる食品を除去しても、除去しないのに比べてアトピー性皮膚炎の発症率に差がないことが示されている[23]。

児のアレルゲン食品摂取に関しては、以前は普通乳に対して加水分解乳を使用することで児のアレルギー疾患が減ると考えられたが、再度検討されたメタアナリシスにより、加水分解乳の使用は普通乳の使用に比べてアレルギー疾患の発症率に差がないと報告された[24]。さらに、Prevent ADALL study において、一般乳児を対象としてアレルゲンとされる食品の早期摂取開始についても、生後3か月からの開始と生後6か月以降からの開始でアトピー性皮膚炎の発症率に差がないことが示されている[4]。

環境アレルゲンであるダニについては、生後12か月未満の一般乳児を対象にダニアレルゲンを1日2回12か月間経口摂取するランダム化比較試験が施行され、12か月後のダニへの感作だけでなく、アトピー性皮膚炎や喘息の発症率に差は認めず、それは3歳、6歳時点でも差がなかった[25,26]。

以上から、アトピー性皮膚炎の発症予防を目的にアレルゲン食品や環境アレルゲンの摂取や摂取除去することは勧められない。

❺ その他

ω-3 長鎖不飽和脂肪酸の投与については、妊婦への投与についての6つのランダム化比較試験の結果、児のアトピー性皮膚炎の発症率は低下しなかった[27]。

ダニに対する環境整備によるアトピー性皮膚炎の発症予防の7つのランダム化比較試験では、予防効果を示さなかった[28]。

ペット飼育がアトピー性皮膚炎の発症に関連するかのランダム化比較試験はなく、観察研究では結果が一貫していない。そのため、発症予防のためにペット/動物との接触を回避する指導は必ずしも有用とはいえない[29,30]。

上記以外にも、さまざまな検討がなされているが、明確な予防効果を示す介入方法は現時点では明らかにされていない。

❻ まとめ

現時点で、アトピー性皮膚炎の発症に関連する因子はフィラグリン遺伝子のバリアントや高緯度、秋〜冬季の出生など報告されている。しかし、上述したように、現在までに明確なアトピー性皮膚炎の予防法はなく、今後も引き続き研究・検討されるべき課題である。

VI 合併症　小児患者への留意事項

参考文献

1) Horimukai K, et al. Application of moisturizer to neonates prevents development of atopic dermatitis. *J Allergy Clin Immunol.* 2014; 134: 824-830.

2) Simpson EL, et al. Emollient enhancement of the skin barrier from birth offers effective atopic dermatitis prevention. *J Allergy Clin Immunol.* 2014; 134: 818-823.

3) Chalmers JR, et al. Daily emollient during infancy for prevention of eczema: the BEEP randomised controlled trial. *Lancet.* 2020; 395: 962-972.

4) Skjerven HO, et al. Skin emollient and early complementary feeding to prevent infant atopic dermatitis (PreventADALL): a factorial, multicentre, cluster-randomised trial. *Lancet.* 2020; 395: 951-961.

5) Kelleher MM, et al. Skin care interventions in infants for preventing eczema and food allergy. *Cochrane Database Syst Rev.* 2021; 2: CD013534.

6) Zhong Y, et al. Emollients in infancy to prevent atopic dermatitis: A systematic review and meta-analysis. *Allergy.* 2022; 77: 1685-1699.

7) Chaoimh CN, et al. Early initiation of short-term emollient use for the prevention of atopic dermatitis in high-risk infants-The STOP-AD randomised controlled trial. *Allergy.* 2023; 78: 984-994.

8) Inuzuka Y, et al. Prevention of atopic dermatitis in high-risk neonates via different types of moisturizer application: A randomized, blinded, parallel, three-group, phase II trial (PAF study). *J Eur Acad Dermatol Venereol.* 2023; 37: 2526-2536.

9) Yamamoto-Hanada K, et al. Influence of antibiotic use in early childhood on asthma and allergic diseases at age 5. *Ann Allergy Asthma Immunol.* 2017; 119: 54-58.

10) Mitre E, et al. Association Between Use of Acid-Suppressive Medications and Antibiotics During Infancy and Allergic Diseases in Early Childhood. *JAMA Pediatr.* 2018; 172: e180315.

11) Kojima R, et al. Prenatal occupational disinfectant exposure and childhood allergies: the Japan Environment and Children's study. *Occup Environ Med.* 2022; 79: 521-526.

12) Fiocchi A, et al. World Allergy Organization-McMaster University Guidelines for Allergic Disease Prevention (GLAD-P): Probiotics. *World Allergy Organ J.* 2015; 8: 4.

13) Wang F, et al. The effect of probiotics in the prevention of atopic dermatitis in children: a systematic review and meta-analysis. *Transl Pediatr.* 2023; 12: 731-748.

14) Tan-Lim CSC, et al. Comparative effectiveness of probiotic strains on the prevention of pediatric atopic dermatitis: A systematic review and network meta-analysis. *Pediatr Allergy Immunol.* 2021; 32: 1255-1270.

15) Cuello-Garcia C, et al. Prebiotics for the prevention of allergies: A systematic review and meta-analysis of randomized controlled trials. *Clin Exp Allergy.* 2017; 47: 1468-1477.

16) Chang YS,et al. Synbiotics for Prevention and Treatment of Atopic Dermatitis: A Meta-analysis of Randomized Clinical Trials. *JAMA Pediatr.* 2016; 170: 236-242.

17) Dissanayake E, et al. Skin Care and Synbiotics for Prevention of Atopic Dermatitis or Food Allergy in Newborn Infants: A 2 x 2 Factorial, Randomized, Non-Treatment Controlled Trial. *Int Arch Allergy Immunol.* 2019; 180: 202-11.

18) Zeng R, et al. Is antenatal or early-life vitamin D associated with eczema or food allergy in childhood? A systematic review. *Clin Exp Allergy.* 2023; 53: 511-525.

19) Hibbs AM, et al. Effect of Vitamin D Supplementation on Recurrent Wheezing in Black Infants Who Were Born Preterm: The D-Wheeze Randomized Clinical Trial. *JAMA.* 2018; 319: 2086-2094.

20) Norizoe C, et al. Increased food allergy and vitamin D: randomized, double-blind, placebo-controlled trial. *Pediatr Int.* 2014; 56: 6-12.

21) Rueter K, et al. Direct infant UV light exposure is associated with eczema and immune development. *J Allergy Clin Immunol.* 2019; 143: 1012-1020.

22) Rosendahl J, et al. High-Dose Vitamin D Supplementation Does Not Prevent Allergic Sensitization of

Infants. *J Pediatr*. 2019; 209: 139-145 .

23) Kramer MS, et al. Maternal dietary antigen avoidance during pregnancy or lactation, or both, for preventing or treating atopic disease in the child. *Cochrane Database Syst Rev*. 2012: CD000133.
24) Boyle RJ, et al. Hydrolysed formula and risk of allergic or autoimmune disease: systematic review and meta-analysis. *BMJ*. 2016; 352: i974.
25) Zolkipli Z, et al. Randomized controlled trial of primary prevention of atopy using house dust mite allergen oral immunotherapy in early childhood. *J Allergy Clin Immunol*. 2015; 136: 1541-1547.
26) Alviani C, et al. Primary prevention of asthma in high-risk children using HDM SLIT: Assessment at age 6 years. *J Allergy Clin Immunol*. 2020; 145: 1711-1173.
27) Jia Y, et al. Effect of Prenatal Omega-3 Polyunsaturated Fatty Acid Supplementation on Childhood Eczema: A Systematic Review and Meta-Analysis. *Int Arch Allergy Immunol*. 2023; 184: 21-32.
28) Bremmer SF, et al. Dust mite avoidance for the primary prevention of atopic dermatitis: A systematic review and meta-analysis. *Pediatr Allergy Immunol*. 2015; 26: 646-654.
29) 佐伯秀久, 他. アトピー性皮膚炎診療ガイドライン 2024. 日本皮膚科学会雑誌. 2024; 134: 2741-2843.
30) 佐伯秀久, 他. アトピー性皮膚炎診療ガイドライン 2024. アレルギー. 2024; 73: inpress.

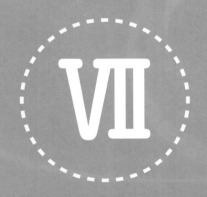

VII

クリニカルクエスチョンと推奨

VII クリニカルクエスチョンと推奨

1. クリニカルクエスチョン（clinical question, CQ）の選択

本手引きに採用した CQ は、重要な臨床課題であると作成委員が判断した 2 つを採用した。

2. 事前登録

システマティックレビュー（systematic review, SR）を実施してエビデンスに基づく CQ の推奨を行うこととした。SR の実施前には PROSPERO（international prospective register of systematic reviews）への事前登録を行った（CRD42022366449、CRD42022367622）。

3. エビデンスの収集

各 CQ の回答を導くために、医学文献データベースである MEDLINE、Embase、CENTRAL および医学中央雑誌に収載されているランダム化比較対照試験（randomized controlled trial, RCT）を抽出することとした。対象となったデータベースごとに検索式を作成して 2023 年 1 月までの掲載論文を収集した。

4. スクリーニング

データベースから収集された論文から、目的に合致するものを SR チームの複数のメンバーがそれぞれ独立して抽出し、結果を照合した。結果が一致しなかったときは別のメンバーを加えて協議した。なお、本 SR で対象とした論文は CQ の臨床課題に合致するもので、①研究方法が RCT、②対象患者の年齢が 18 歳以下の小児、③英語または日本語による記載のすべてを満たすものとした。

5. RCT からの情報抽出と評価

スクリーニングで得られた RCT から、対象者、介入内容、比較対照、評価項目、結果を含めた情報を抽出した。個々の研究に対して事前に取り決めておいた項目について評価するとともに、抽出したデータのうち定量的統合が可能なものはメタ解析による評価も行った。

6. エビデンスから推奨の作成

SR 報告書の内容について作成委員会にて協議し、無記名投票を行って CQ への推奨が決定された。なお当該 CQ に関連した重大な経済的 COI および知的 COI が存在する作成委員は投票を棄権した。

投票結果から推奨の決定方法については、一般社団法人日本小児アレルギー学会作成の『小児気管支喘息治療・管理ガイドライン 2017』作成時に決定された基準に従った（表）。

表　CQ における推奨基準

- 1 つの推奨または提案の選択肢に 8 割を超える投票があった場合は、その選択肢の推奨または提案を採用する
- 1 つの推奨または提案の選択肢に 6 割を超える投票があり、かつその介入や方針に強く反対する推奨が 2 割を下回った場合は、その選択肢の推奨または提案を採用する
- 同一の介入や方針への推奨および提案で合わせて 7 割を超え、かつ強く反対する推奨が 2 割を下回った場合は、その介入や方針を提案する
- 上記のいずれにも当てはまらない場合は、再度協議の上で推奨度を決定する

（小児気管支喘息治療・管理ガイドライン 2023 より引用）

CQ 1　小児のアトピー性皮膚炎に対して、外用分子標的薬による治療は推奨できるか？

推奨　小児アトピー性皮膚炎の治療選択肢として、外用分子標的薬を使用することを提案する。

投票結果（投票に参加しなかった：4名）

1. 外用分子標的薬を使用することを推奨	6/11（55％）
2. 外用分子標的薬を使用することを提案	5/11（45％）
3. 外用分子標的薬を使用しないことを提案	0/11（ 0％）
4. 外用分子標的薬を使用しないことを推奨	0/11（ 0％）

解説

18歳以下の小児アトピー性皮膚炎の外用分子標的薬治療に関するRCTは8文献あり、PDE4阻害薬（ジファミラスト、クリサボロール）およびJAK阻害薬（デルゴシチニブ、ルキソリチニブ）についての試験であった。2〜8週間での治療効果をEASI、IGA、POEMなどを用いて評価しており、メタ解析でも対象期間により程度の違いはあるものの、外用分子標的薬に効果が認められた。安全性については治療が関係する有害事象（treatment-emergent adverse event, TEAE）、治療を起因とする脱落、深刻な有害事象（serious adverse event, SAE）のいずれにおいても対照（賦形剤）群との有意な差は認められず、治療を起因とする脱落は外用分子標的薬の方が少なかった。

以上より、外用分子標的薬は有効かつ安全な治療薬と判断できるが、8週間以上の評価については、RCTが存在せず今後の検討が必要である。したがって現時点では、小児患者の治療選択肢として外用分子標的薬を使用することが提案される。（2024年9月現在、論文投稿中）

Ⅶ クリニカルクエスチョンと推奨

CQ 2

小児のアトピー性皮膚炎患者に対して、全身性分子標的薬（生物学的製剤および低分子化合物）による治療は推奨できるか？

推奨

難治性の小児アトピー性皮膚炎の治療選択肢として、全身性分子標的薬を使用することを提案する。ただし治療の主体は抗炎症外用薬で、使用の際は患者選択などに十分留意して適正使用に心掛ける必要がある。

投票結果（投票に参加しなかった：7名）

1. 全身性分子標的薬を使用することを推奨	4/8	(50%)
2. 全身性分子標的薬を使用することを提案	4/8	(50%)
3. 全身性分子標的薬を使用しないことを提案	0/8	(0%)
4. 全身性分子標的薬を使用しないことを推奨	0/8	(0%)

解説

　18歳以下の小児のアトピー性皮膚炎の全身性分子標的薬治療に関するRCTは11文献あり、生物学的製剤（デュピルマブ）と低分子化合物（アブロシチニブ、ウパダシチニブ）についての試験であった。いずれも一定以上の重症度の患者を対象とし、7文献はステロイド外用薬による治療を併用した試験であった。12週ないし16週時点での湿疹重症度、QoL、痒みスコアのメタ解析の結果、生物学的製剤と低分子化合物のいずれも全身性分子標的薬に効果が認められた。治療が関係する有害事象（TEAE）は低分子化合物においてリスク比で1.27倍起こりやすいという結果であったが、生物学的製剤には有意な傾向はみられなかった。しかし、深刻な有害事象（SAE）およびTEAEによる脱落は、生物学的製剤あるいは低分子化合物においてもプラセボとは差がなかった。

　以上より、低分子化合物には安全性に一定の注意が必要であるが全身性分子標的薬には深刻な安全性の問題はないと考えられた。しかし重症患者であっても治療の導入は抗炎症外用薬で行い、全身性分子標的薬を使用する場合には患者選択には十分に留意する必要がある。したがって現時点では、抗炎症外用薬の治療では寛解に至らない小児患者の治療選択肢として、全身性分子標的薬を使用することが提案される。また、全身性分子標的薬に関しては長期安全性のデータがまだ少ないため、今後蓄積されるデータも注視していく必要がある。

（2024年9月現在、論文投稿中）

索 引

英数字

2型炎症　10, 11, 12, 43, 45, 61, 63, 101
ADCT　33
CDLQI　37, 39
DFI　41
EASI　x, xi, 29, 31, 43, 58, 62, 111
IDQOL　40
IGA　29, 31, 58, 111
JAK 阻害薬　x, 2, 5, 57, 67, 73, 88, 111
Netherton 症候群　26
NRS　x, xi, 33, 35, 62
PDE4　2, 58, 111
POEM　33, 34, 111
PO-SCORAD　33
QoL　12, 33, 37, 42, 61, 62, 63, 67, 68, 82, 112
QP9　37, 38
QPCAD　37, 38
RECAP　33, 35
SCORAD　29, 30, 31, 43, 96
STAT6 異常症　25, 27
VAS　xi, 33, 35, 62
Wiskott-Aldrich 症候群　27

あ

亜鉛欠乏症　25, 27
悪化因子対策　81
アドヒアランス　3, 43, 49, 50, 52, 103
アブロシチニブ　x, 3, 5, 67, 68, 112
アルゴリズム　2, 3
アレルギー性接触皮膚炎　84, 85
アレルギーマーチ　97, 99, 100, 101
アレルゲン　6, 19, 24, 44, 45, 76, 98, 99, 103, 105
ウィスコット・オルドリッチ症候群　25, 27
ウパダシチニブ　x, 3, 5, 67, 68, 112
栄養障害　25, 27
疫学　7, 8, 15, 83, 90, 97, 100
黄色ブドウ球菌　26, 90, 91, 99

か

疥癬　4, 25, 26

外用分子標的薬　111
角質　10, 11, 14, 25, 26, 76, 78
学童期　13, 21, 82
合併症　3, 4, 6, 70, 94
花粉　7, 45, 82
痒み　2, 3, 10, 12, 24, 29, 30, 33, 35, 63, 70, 87, 88, 112
寛解維持　2, 5, 54, 61, 63, 68, 78, 88
寛解導入　2, 3, 5, 50, 54, 59, 61, 63, 67, 68, 87, 88
寛解の維持　3
汗疹　4, 24, 25
乾癬　x, 4, 24, 25, 43
感染症　x, 3, 25, 26, 27, 57, 67, 68, 94, 95
鑑別診断　6, 24
クリーム　77, 78
経皮感作　97, 98, 99, 100
血清 LD（LDH）値　43, 44, 45
血清 SCCA2 値　43, 44, 55
血清 TARC 値　43, 44, 55, 63
血清総 IgE 値　4, 6, 43, 44, 45, 86
血清特異的 IgE 値　44, 45
高 IgE 症候群　25, 26
抗炎症外用薬　2, 3, 5, 54, 55, 56, 70, 73, 83, 84, 100, 112
好酸球　43, 44, 45, 86, 99
抗ヒスタミン薬　3, 12, 70, 71, 72, 73

さ

サイトカイン　11, 12, 44, 57, 58, 73, 99
思春期　4, 6, 14, 15
ジファミラスト　2, 3, 5, 58, 59, 111
シャンプー　84
重症度　2, 3, 4, 5, 29, 30, 31, 32, 33, 37, 43, 49, 112
小児期　4, 6, 15, 37
食物　7, 25, 27, 45, 83, 84, 85, 95, 96, 97, 98, 99, 100
脂漏性湿疹　24, 25
脂漏性皮膚炎　4, 24
尋常性魚鱗癬　25, 26
診断基準　2, 4, 6, 7
スキンケア　2, 3, 5, 55, 76, 81, 84, 87
ステロイド外用薬　2, 3, 32, 48, 49, 50, 51, 52, 54, 55, 56, 57, 58, 59, 70, 73, 77, 78, 88, 96, 100, 112
成長障害　95

生物学的製剤　xi, 5, 61, 62, 73, 88, 94, 112
接触皮膚炎　4, 24, 25, 59, 84, 85
全身性分子標的薬　112
先天性アトピー性皮膚炎　25, 26
先天性免疫異常症　25, 26
掻破行動　12, 87, 88

た

タクロリムス　2, 3, 5, 55, 56, 57, 58, 59, 70, 96
ダニ　12, 26, 45, 81, 82, 105
腸内細菌叢　104
定義　4, 6, 12
低分子化合物　112
デュピルマブ　xi, 3, 5, 61, 62, 63, 94, 112
デルゴシチニブ　2, 3, 5, 57, 58, 59, 111
伝染性膿痂疹　4, 25, 26
トラロキヌマブ　3, 5, 63, 64

な

乳児期　4, 6, 12, 13, 17, 20, 21, 24, 25, 27, 96, 98
ネザートン症候群　4, 25, 26
ネモリズマブ　xi, 3, 5, 43, 62, 63
年次変化　16

は

バイオマーカー　43, 44, 45
ハイリスク　103
剥離異常　25, 26
発症予防　100, 103, 104, 105
バリシチニブ　x, 3, 5, 67
ビオチン欠乏症　25, 27
非ステロイド性抗炎症薬　59
ビタミン D　104
皮膚炎症性疾患　24, 25
皮膚感染症　25, 26, 27, 51, 57
皮膚の過敏　10
皮膚バリア機能　10, 19, 20, 21, 76, 79, 90, 94, 103
非薬物療法　81
日焼け止め　84
表皮バリア機能　5, 76
フォーム　77, 78
プロアクティブ療法　2, 3, 5, 54, 55, 88

ペット　83, 105
保湿剤　12, 55, 70, 76, 77, 78, 84, 103
ホスホジエステラーゼ　58
ホメオパシー　91, 95

ま

免疫寛容　100

や

ヤヌスキナーゼ　2, 57
有症率　15, 16
幼児期　6, 13, 21, 25, 26, 83

ら

リアクティブ療法　2, 3, 5
レブリキズマブ　xi
ローション　77, 78

アトピー性皮膚炎診療ガイドライン 2024 準拠

小児のためのアトピー性皮膚炎の予防と治療の手引き
〜小児アトピー性皮膚炎治療・管理ガイドライン 2024 〜

2024年11月2日	第1版第1刷発行

■監　　修	大矢幸弘／佐伯秀久／吉原重美／成田雅美
■作　　成	日本小児皮膚科学会／一般社団法人日本小児アレルギー学会
■編集協力	公益社団法人日本皮膚科学会／一般社団法人日本アレルギー学会
■編集・制作・発売	株式会社協和企画
	〒101-0062 東京都千代田区神田駿河台4-6
	http://www.kk-kyowa.co.jp/
	お問い合わせ：上記ホームページの〈お問い合わせフォーム〉よりお寄せください。
	電話　03-5979-1400
■印　　刷	株式会社アイワード

Ⓒ無断転載を禁ず
ISBN978-4-87794-240-3　C3047　￥3200E
定価：3,520円（本体3,200円＋税10%）